L'AVENIR DU MARIAGE

OU

L'USAGE ET L'ABUS

L'AVENIR DU MARIAGE

OU

L'USAGE et L'ABUS

DANS L'UNION DES SEXES

PROPOSITIONS ET DÉVELOPPEMENTS

RÉDIGÉS

AUX POINTS DE VUE MÉDICAL, PHILOSOPHIQUE ET THÉOLOGIQU...

PAR

H. M. GOURRIER

Docteur de la Faculté de Médocine de Paris, membre de plusieurs Sociétés savantes
Lauréat de la prime d'honneur régionale de l'Aude,
ex-Médecin de la Salubrité publique.

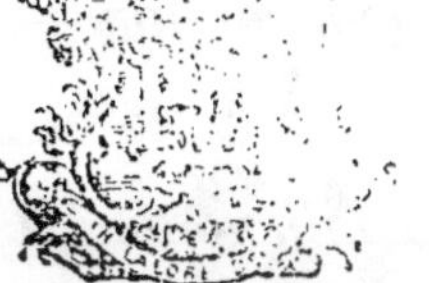

PARIS

E. LACHAUD, ÉDITEUR

4, PLACE DU THÉATRE-FRANÇAIS

CHEZ L'AUTEUR, 32, RUE DE L'UNIVERSITÉ

ET A SON DOMAINE DES BOURIETTES

A FRAISSE-CABARDÉS, PAR CUXAC-CABARDÉS AUDE.

—

1871

RÉGLEMENTATION
DE L'UNION CONJUGALE

PREMIÈRE PARTIE

*Préservation de la grossesse dans les cas né-
cessaires, ou prophylaxie conditionelle
de cet état*

DEUXIÈME PARTIE

Favoriser la conception et la grossesse;
Combattre la stérilité et l'impuissance;
Embryogénésie;
Formation du sexe de l'embryon;
Loi de la génération;
Prédomination numérique des sexes.

PRÉFACE

PRÉFACE

Il n'y a rien de nouveau sous le soleil, dit-on.

L'Avenir du mariage échappera-t-il à cette loi ?

Avec des matières fatiguées, le docteur Gourrier nous présente des aperçus à la fois neufs, saisissants et originaux, dans la bonne acception du mot (1).

Rien n'est plus vieux que l'usage, rien n'est plus fréquent que l'abus de l'union conjugale ; mais aussi, rien n'est plus vital, rien n'est plus

____

(1) Origine : Source, commencement : qui n'a pris modèle sur personne.

actuel, et cette question est toujours à l'ordre du jour.

Cet ouvrage se compose de deux parties :

Dans la première, l'auteur pose en principe la nécessité de la réglementation des fonctions génératrices humaines, tout aussi bien que celle qui préside, aujourd'hui, à la production animale quelconque, sous la domination de l'homme.

C'est la grande question de l'opportunité de la grossesse, dont il retranche l'arbitraire et la mauvaise façon.

Dans la seconde, au contraire, il s'occupe des moyens de favoriser la conception, et d'en combattre tous les empêchements, dans les limites de la raison.

Présentement, il ne s'agit que de la première partie, c'est déjà une page assez large.

Mais, sous un titre modeste, l'auteur cache un but plus élevé.

Ce n'est pas , en effet, la préservation de la grossesse en elle-même, ou la favorisation la plus générale de cet état, en un mot : la conception, ou la non-conception que poursuit, au fond, notre auteur.

Pour lui, ces choses ne sont qu'accessoires. Ce sont les prémices, ce sont les moyens employés pour arriver à un but considérable, dont il poursuit la conséquence dans la bonne forme et la bonne façon d'agir.

Ce but, ce nom, qui tout naturellement eût dû former le titre de son ouvrage, il l'a trouvé trop ambitieux. Il lui a semblé , comme il le dit lui-même, que pour vaincre, il fallait commencer par combattre, rassembler ou préparer les matériaux de la lutte.

La régénération de notre pauvre machine, la reconstitution des tempéraments sur de larges bases, en commençant par la restauration des charpentes humaines, tel est le problème à résoudre, il est grandiose.

— IV —

Les moyens d'action sont simples.

Ils consistent : 1° A empêcher la conception qui s'accomplirait dans des circonstances vicieuses et anormales ; 2° à favoriser et acquérir la conception normale, régulière, bien acceptée, bien conduite, chez les sujets sains, et dans les meilleures conditions possibles.

C'est en vue de ce résultat que procède et travaille l'auteur.

La délicatesse extrême de la matière, l'oblige souvent à un ton de sévérité qui n'exclut en rien la moralité ni l'attrait que développe, en son ouvrage, l'exposition méthodique de son sujet. Il n'inspirera à personne l'incitation voilée des ouvrages du même genre ; car il n'enseigne que le bien, et il a ouvert, contre les abus, une verte croisade.

Le fond du travail se résume en deux cent seize propositions, qui s'adressent à la science, mais que leur développement permet à tous de suivre et de comprendre.

L'auteur y découvre une plaie saignante.

« La vie de la femme s'en va, dit-il, sacrifiée au luxe et aux plaisirs des sens. »

Aussi son livre est-il dédié aux dames, c'est-à-dire au sexe faible et souffrant.

Le rôle considérable de la femme dans l'éducation et la moralisation de la famille n'a pas échappé à l'auteur ; et, en s'adressant à elle, il lui décerne simplement l'hommage qui lui est dû.

Ce livre est donc essentiellement améliorateur et conservateur.

Il attire très-fortement parcequ il conserve.

Et, s'il est vrai, comme l'affime la science, que la femme soit, par elle-même, conservatrice du type de sa race ; sa santè et la beauté de ses formes ont une très-haute portée.

Tel est, en somme, le livre que nous recommandons aujourd'hui. Telle est la vérité.

Nous n'avons qu'une seule crainte, celle d'en avoir, à son préjudice, affaibli l'expression.

Tous ceux qui ont eu les prémices de cette œuvre, et lui ont donné leur approbation, médecins, magistrats et prélats, tous vous le diront comme nous.

E. L.

RÉGLEMENTATION

DE L'UNION CONJUGALE

PREMIÈRE PARTIE

PRÉSERVATION

DE

LA GROSSESSE

DANS LES CAS NÉCESSAIRES

OU

PROPHYLAXIE CONDITIONNELLE DE CET ÉTAT

L'AVENIR DU MARIAGE

ou

L'USAGE ET L'ABUS

DANS L'UNION DES SEXES

RÉGLEMENTATION

DE L'UNION CONJUGALE

EXPOSITOIN ET PRINCIPES

1.

L'usage d'une fonction, c'est son service normal. son jeu naturel et son exercice modéré.

2.

L'abus, c'est son usage forcé ou tronqué, sa déviation, ou l'écart de sa véritable destination.

3.

De l'usage à l'abus, souvent, il n'y a qu'un pas ; il est facile de le franchir, difficile de le juger lorsqu'il s'agit de soi.

4.

La réglementation d'une fonction consiste à obtenir d'elle, à un moment donné, et d'une manière normale ou rationnelle, soit son fonctionnement, soit son repos, selon la nécessité qui se produit.

Il est des fonctions qui ne peuvent jamais se reposer, et sont involontaires. Telles sont : la respiration, la circulation, l'innervation, etc. D'autres chez lesquelles le repos, à un moment donné, devient pour ainsi dire impératif. Elles sont volontaires. De ce nombre sont la génération, la locomotion.

Enfin, il en est d'autres dont le fonctionnement est irrégulier ou intermittent, comme la digestion et ses dérivés, les fonctions sensoriales, telles que la vue, le toucher, etc., qui sont suspendues pendant le sommeil.

Sur ce thème, je pourrais bien écrire de gros volumes.

Rassurez-vous, lecteur ; faute de temps, je serai bien plus concis.

Est-ce un mal ?

D'ailleurs, cette matière, délayée en pages plus longues, n'en aurait pas plus de valeur.

J'ai pris pour texte l'examen critique du mode des relations sexuelles de notre temps et leurs conséquences.

Je tâcherai de justifier mon titre, en signalant et en combattant les abus, en indiquant les moyens de s'en préserver, en faisant connaître les réformes que nécessitent les usages actuels.

Je terminerai par un coup d'œil sur l'origine des mauvais procédés qui sont entrés dans la pratique journalière et discrétionnaire.

Je m'efforcerai enfin de faire comprendre l'influence du mode actuel des relations sexuelles, au présent, dans la dégradation des tempéraments ; et dans l'avenir, au point de vue de l'amélioration de l'espèce.

Ce travail aura donc un but multiple : celui de favoriser la conception et la grossesse, de combattre la stérilité et l'impuissance, comme aussi d'apprendre à préserver la femme de la grossesse dans les cas nécessaires.

Mais surtout, et c'est là que tendent tous mes efforts, le but capital de cette œuvre, c'est la reconstitution, ou du moins la restauration des charpentes humaines. C'est là que conduit la pratique.

Dans les sciences comme dans les moyens, tout s'enchaîne. Cette proposition ressortira claire de la lecture attentive de cet ouvrage.

Cette tâche est élevée, épineuse, je le sais; et mes moyens sont simples dans leur emploi.

Seront-ils à la hauteur des besoins? ce sera à vous d'en juger.

Je serai sobre de paroles, et presque toutes mes phrases ne seront que les anneaux d'une longue chaîne de propositions, apportant avec elles leurs preuves ou leurs déductions.

De mon temps, le cours d'hygiène était, à l'école de médecine de Paris, la partie la plus faible de l'enseignement.

Je ne dirai pas que ce livre est destiné à combler partiellement cette lacune ; seulement, il traite plus *in extenso*, le côté du sujet dont je remarquais alors, avec d'autres, l'insuffisance.

Il s'adresse plus spécialement aux élèves avancés et aux jeunes docteurs. D'un autre côté, il renferme, pour tous, l'exposition et l'annonce d'une méthode nouvelle qui, je crois, sera utile à plusieurs dans le cours de leur pratique.

Il affecte la forme brève, en propositions, pour ménager le temps du praticien.

Le développement des propositions est destinée à déguiser leur aridité, ainsi qu'à faciliter à l'esprit, par une analyse succinte, l'exposition de certains faits qui, sans discussion, pourraient sembler obscurs.

Le ton de sévérité dogmatique qui y règne ne réflète pas nécessairement le fonds du caractère de l'auteur. S'il a cru devoir être sévère ici, c'est à cause de la gravité et de la délicatesse extrême du sujet qu'il traite, et des conséquences qu'il entraine.

Un voile de tristesse ne couvre-t-il pas momentanément le front des personnes les plus gaies, lorqu'elles assistent à une triste cérémonie ?

Et ne savent-elles cependant, trouver au besoin quelques bonnes paroles de consolation pour les affligés? Dans la consultation et la vie pratique, cette glace se fond; l'homme se révèle avec ses infirmités, et l'auteur redevient l'égal et quelquefois l'inférieur de son client.

———

Hypocrate disait :

Mulier, propter uterum, tota morbus est.

Ce qui signifie que, chez la femme, ou mieux, chez l'épouse, l'organe de la gestation est une cause incessante de maladie.

5.

Cette proposition sera toujours vraie.

Elle peut être développée dans un sens différent :

La femme porte en elle les organes de la gestation et de la lactation. Par ce fait, son rôle générateur est plus considérable que celui de l'homme. C'est pour cela qu'elle supporte mieux que lui la fatigue de l'acte. La nature l'a munie, à cet effet, d'une grande puissance de résistance, et d'une grande vitalité.

Mais, il est facile de comprendre que, si, par sa nature même, l'épouse est plus exposée à la douleur, elle le sera bien davantage encore, si, dans l'acte conjugal, on fausse le jeu normal de ses organes, si l'on abuse d'eux.

Je commencerai, dans la première partie de ce travail, par examiner et déterminer les cas d'exemption de la grossesse, de sa réglementation et de sa préservation.

J'y joindrai une annexe pour la partie pratique de l'œuvre. Ce sera la première partie de méthode de la réglementation de l'union conjugale.

Dans la seconde partie, au contraire, je traiterai des moyens de favoriser la conception et la grossesse, de combattre la stérilité et l'impuissance, et je parlerai de l'embryogénésie ou de la formation du sexe chez l'embryon.

Au chapitre de la préservation, je dirai secondairement un mot des maladies contagieuses, ce sera peut-être encore parler pour les époux.

6.

A part la guérison des maladies, le rôle du

médecin de la famille n'est-il pas aussi l'hygiène ou la conservation de la santé des époux, au milieu des rapports intimes qui existent entre eux ?

J'ai entendu dire quelque part qu'il était toujours temps d'abandonner le péché.

De même, je dirai : il est toujours temps de renoncer à de mauvaises manœuvres, à des procédés défectueux et dangereux, pour recourir à la pratique d'une appréciation plus saine, en même temps qu'elle est d'une application facile et rationnelle.

Dans ce travail, c'est de la femme surtout qu'il sera question.

7.

La femme est désarmée, la plupart du temps elle est passive.

Ces conditions, ces considérations valent bien quelques études, et lui méritent bien quelques égards.

Quoiqu'il s'adresse à la science, ce livre est donc et surtout le livre des dames, car c'est à la défense du sexe faible et souffrant qu'il est consacré. Et, si le rôle générateur de la femme ne lui avait valu cette préférence, ses qualités lui en auraient certainement attiré l'hommage.

CHAPITRE PREMIER

De la préservation de la Grossesse

CONDITIONS ET MOTIFS

OU CONTRE-INDICATIONS RADICALES.

Le médecin conseille généralement à la femme d'éviter la grossesse dans les cas suivants :

8.

Lorsqu'il la juge nuisible à sa santé.

9.

Lorsque, par suite de sa conformation ou de toute autre cause, le produit de la conception risquerait de ne pouvoir être obtenu vivant et à terme sans danger, soit pour la mère, soit pour lui-même.

Simples retards de la Grossesse.

A part les cas précédents, il en est encore d'autres où la grossesse peut-être simplement retardée. C'est ce que nous appellerons :
La remise de la grossesse.

Remise des Grossesses.

CONDITIONS ET MOTIFS
OU CONTRE-INDICATIONS TEMPORAIRES.

Les motifs de ces remises, ou les contre-indications temporaires de la grossesse peuvent être rangés en deux catégories.
La première comprend les maladies et les causes d'affaiblissement qui concernent les parents ; la

seconde, celles qui concernent les produits de la conception.

A la rigueur, on pourrait encore former une troisième catégorie, où les mêmes causes se rencontrent à la fois chez la mère et chez l'enfant.

Dans la première catégorie viennent se grouper :

10.

1° L'état de délabrement de la santé de la femme, après une ou plusieurs grossesses dont les suites lui ont été préjudiciables.

2° La convalescence des maladies aiguës, alors que le réveil des sens et des organes génitaux exposerait l'épouse adulte à la conception d'une manière presque infaillible, mais inopportune.

3° Enfin, son âge trop avancé, à cause du travail de l'accouchement et des fatigues de l'allaitement.

Dans la deuxième catégorie, l'âge de la mère vient encore se représenter, mais à un point de vue différent.

La loi française autorise, il est vrai, le mariage d'une fille à quinze ans. Mais il est reconnu par tous les médecins légistes, qu'en général, les produits issus d'un âge aussi tendre ne peuvent être que débiles ou rachitiques, et qu'il est prudent d'attendre, dans ce cas, que la consti-

tution de la femme se soit développée, raffer-
mie ; et cela, tant pour elle-même que pour le
produit futur de la conception. « Il ne faut pas que
« l'enfant vienne avant que son berceau ne soit
« convenablement préparé, et avant qu'il n'ait
« des attaches suffisantes. » (1)

11.

Il ne faut pas non plus perdre de vue l'état
physiologique des époux au moment de la conception, ni oublier que leurs tempéraments et
leurs dispositions à certaines maladies se transmettent facilement aux descendants.

Ici viennent se grouper les dispositions aux
affections rhumatismales, goutteuses, scrofu-
leuses, calculeuses, à l'apoplexie, à l'hypocondrie,
à l'hystérie.

Et puis viennent : la folie, le crétinisme, le
rachitisme, la phthisie pulmonaire, la syphilis,
les cancers de l'utérus et les vices de conformation.

12.

Dans les mariages consanguins, les règlements
de grossesses sont encore de mise, car les produits

____

(1) Michelet, p. 118.

qui en dérivent sont exposés à naître chétifs, mal conformés, sours-muets, en un mot dégénérés ; si le médecin, qui est presque toujours consulté dans ces cas-là, ne conseille aux époux un régime sévère et approprié à leur tempérament, avant de procéder régulièrement à l'obtention d'une progéniture (1).

Il eût été préférable que la loi les interdît ; elle eût ainsi tranché bien des difficultés qui nous incombent.

Personne n'ignore qu'on se passe souvent du médecin, et cependant, toutes les conditions ci-dessus énumérées ne peuvent être simplement jugées par la famille, car elles rentrent dans les cas de la médecine la plus épineuse.

C'est assez dire qu'ici cette abstention n'est plus permise.

Nous avons passé en revue les contre-indications de la grossesse, et indiqué celles qui en

---

(1) La femme a pour mission d'être la compagne de l'homme ; de devenir mère de famille ; de contribuer le plus puissamment, dans l'harmonie générale, à la perfectibilité des espèces ; enfin, d'être conservatrice du type de sa race.

(MATHIEU *Généralités*.)

méritent l'exemption et le règlement. Ces cas sont encore assez nombreux comme il est facile de le voir.

Il nous reste maintenant à parler d'un état intermédiaire qui, sans être pathologique, n'en est pas moins anormal, au point de vue de la conception, et constitue, par ce fait, une complication et un obstacle momentané. Il rentre dans notre cadre.

C'est la grossesse pendant l'allaitement.

Et comme les cas de lactation et de grossesse simultanées se présentent encore assez fréquemment, nous croyons devoir nous y arrêter, et en faire l'objet d'une digression.

Bien que livre soit plus spécialement écrit au point de vue scientifique, nous ne perdons pas de vue cependant que c'est surtout aux époux qu'il doit être utile.

Que serait la science sans application? Ce serait l'expérience sans utilité pratique, sans consécration, *et scientia in partibus*.

SOUS-CHAPITRE PREMIER

DIGRESSION SUR LA GROSSESSE ANTICIPÉE OU SUBINTRANTE.

Il est des choses que la plus simple énonciation éclaire ; d'autres, au contraire, qui appellent la discussion et les développements.

13.

1° Nourrir dans une juste mesure.

14.

2° Cesser de nourrir en cas de grossesse avérée.

15.

3° Ne pas s'exposer à la conception pendant l'allaitement.

16.

4° S'y exposer le moins possible quand on n'est pas apte à nourrir.

(Il est, du reste, très-rare que la grossesse se produise dans ces conditions.)

Telle serait, à la rigueur, l'énonciation suffisante. Mais, le sera-t-elle pour amener la réforme des abus, s'il en existe?

C'est au moins douteux. (1)

Dans tous les cas, nous allons expliquer l'incompatibilité physiologique et fonctionnelle dont il est question, c'est pourquoi nous aurons, cette fois, recours à l'analyse.

Une femme qui nourrit se trouve placée dans l'une des conditions suivantes :

Premier cas.

Elle nourrit son enfant jusqu'à l'avulsion des dents de lait, c'est la règle, quoiqu'il n'y ait rien d'absolu. Puis, elle sèvre, et tout est dit.

______

(1) Dans le règne animal, ces inconvénients ne se produisent pas, parce que la nature a réglé les époques fixes du rut que la femelle ne permet jamais au mâle d'enfreindre.

Deuxième et troisième cas.

Elle conçoit tout en nourrissant, et elle continue à nourrir ; ou bien elle met son enfant en nourrice aussitôt qu'elle s'est aperçue de son état.

Quatrième cas.

Enfin, elle ne conçoit pas pendant la lactation, mais elle prolonge celle-ci d'une manière exagérée et abusive, hors de toute mesure rationnelle et raisonnable.

Habituellement, la nature, qui harmonise tout, se charge d'empêcher le cumul, la rencontre et le heurt des deux fonctions dont nous parlons.

Elles sont, effectivement, incompatibles, et s'excluent mutuellement.

Mais il y a, dans la nature tant d'exceptions qu'il est nécessaire d'ajouter que les explications qui vont suivre ne s'appliquent qu'à la généralité des cas.

EXPOSÉ.

Les seins et la matrice sont unis, chez la femme, soit à l'état de vacuité ou de grossesse, par les liens d'une étroite sympathie ; et c'est à cause d'elle que la dualité de leurs fonctions est un mal.

Dualité veut dire antagonisme. Il s'entend de l'exercice de fonctions qui se contrarient et s'excluent réciproquement lorsqu'elles ont lieu dans le même temps, par analogie à cet aphorisme : *Duobus doloribus, simul obortis, non in eodem loco, vehementior obscurat alterum*. (Aphorimis Hippocratis.)

Aussitôt la conception opérée, un travail et un mouvement fluxionnaires s'établissent à la fois du côté des seins et de l'utérus. La nature commence à y préparer et à y charrier des matériaux qui doivent servir, les uns actuellement, les autres plus tard, à la formation et à l'alimentation du nouvel être qui est encore contenu dans le sein de sa mère.

Si, pendant la période de l'allaitement, une

nouvelle grossesse survient, chose rare cependant, qu'arrive-t-il?

Le travail ci-dessus décrit est troublé. Chaque jour, un être relativement âgé, absorbe à son profit, et en grande proportion, des éléments qui ne lui sont plus destinés.

Faible d'abord, le mouvement fluxionnaire de la matrice n'en continue pas moins ; puis il s'accentue tous les jours davantage. Il résulte de ce fait une dualité de service et d'action, une double nutrition intra et extrautérine, en un mot, une perturbation dans les services ; un antagonisme qui entraîne nécessairement avec lui un grand dommage.

De quel côté le dommage sera-t-il? Nous allons bientôt le savoir.

Il sera partout.

La nature veut reprendre ses droits. Quelquefois les menstrucs reparaissent, irrégulières et comme indécises. L'altération de la santé de la femme, l'altération du lait et sa diminution ne tardent pas à se produire.

Si la mère s'aperçoit de son double rôle, elle sèvre son enfant, car il y a lieu, ou elle le met en nourrice.

17.

Mais les choses ne se passent pas toujours

d'une façon aussi simple, surtout si la femme continue à nourrir, tout en connaissant ou en ignorant son état.

Dans ce cas, le plus grand préjudice sera pour le nourrisson, qui absorbe indûment des matériaux réservés pour un autre, et qui ne possèdent plus, pour lui, les qualités requises.

Le préjudice sera aussi pour la mère qui, par ce fait, est obligée de pourvoir, tant bien que mal, à trois existences à la fois.

Enfin, il y aura aussi préjudice pour l'embryon. Mais celui-ci sera cependant le moins atteint. C'est justice, et cela en vertu d'une des grandes lois de la génération sur laquelle nous aurons l'occasion de revenir plus tard.

Certes, voilà bien du dommage partout, pour un petit manque de soin.

18.

Il est donc avéré que les deux services s'excluent réciproquement.

19.

Et, comme la grossesse doit être respectée en tout état de causes, ce sera la lactation qui devra être supprimée.

Il en résultera cette double proposition qui a déjà été ébauchée :

D'une part :

Si la grossesse survient pendant l'allaitement, la femme doit cesser de nourrir aussitôt qu'elle a conscience de son nouvel état.

Et d'autre part :

Une femme qui nourrit ne doit pas s'exposer à une grossesse anticipée ou subintrante.

Mais alors, que de réclamations! (1)

Et surtout de la part des femmes qui ignorent (et elles sont nombreuses),

20.

Que le sevrage anticipé a moins d'inconvé--nients que la lactation trop prolongée.

21.

En thèse générale, il ne faudrait pas croire que mettre son enfant en nourrice soit une chose si simple, si naturelle, et de pure convenance individuelle et pécuniaire.

Nullement.

22.

La femme doit nourrir son enfant; c'est la rè-

_____

(1) Elles cesseront par l'emploi de la méthode de la Réglementation.

gle. Dieu l'a voulu ainsi, et il a tout préparé dans ce but.

« Le contraire est une dissonnance de la nature et la femme ne remplit que la moitié de sa tâche, lorsqu'elle ne nourrit pas l'enfant qu'elle a mis au jour. Elle n'est bien digne du rang qu'elle occupe dans la société que lorsque, après en avoir fait l'ornement par ses charmes, elle a contribué à en augmenter la force en lui donnant des citoyens vigoureux et sains, qui aient reçu d'elle, avec le lait, l'exemple d'un inviolable attachement aux devoirs sacrés qu'elle impose » (1).

23.

La santé de la femme ne souffre pas de la lactation, lorsque celle-ci a lieu dans des limites modérées.

24.

Au contraire, la lactation normale est un émonctoire naturel, qui peut prévenir certains désordres du côté surtout des organes génitaux de la mère.

25.

La nourrice étrangère ne doit donc être qu'une exception dans l'espèce.

---

(1) Roussel, *Système physique et moral de la femme.*

Exception sage ou imprudente.

Sage, lorsqu'elle sera bien conduite, que la nourrice sera bien choisie ; et surtout lorsque le cas rentrera dans l'un de ceux des contre-indications de la grossesse, tel que les maladies héréditaires, les scrofules, le rachitisme, la phtisie pulmonaire, etc.

Imprudente dans un très-grand nombre de cas.

La question de la nourrice est considérable. Un père de famille, homme très-intelligent, nous assure que ses huit enfants, nourris chacun par une nourrice différente, ont chacun le caractère et le tempérament de leur nourrice.

UN MOT DE PLUS :

L'abus de la lactation.

26.

C'est le métier de l'allaitement.

Il ne faut pas qu'on puisse le confondre avec le métier de nourrice.

On comprend que si les faits qui précèdent ont été exposés ici, c'est moins pour les démontrer que pour en tirer des inductions, car ces faits sont connus de tous.

L'abus qui s'y glisse l'est un peu moins, c'est pourquoi il est utile de le signaler en finissant ce chapitre.

Certaines femmes le connaissent bien, cependant, surtout celles de la campagne. Elles l'exploitent à leur profit, et le font servir à la réalisation de leurs désirs, tout en déguisant leurs passions.

Elles abusent ainsi de la prolongation de l'allaitement, en se donnant et en savourant tout à leur aise les apparences d'une excellente mère de famille, qui demande à son gros garçon de lui avancer une chaise pour le faire téter plus à l'aise.

C'est la lactation luxurieuse.

Sommes-nous bien compris? Nous ne devons nous expliquer plus, et ne saurions nous expliquer mieux.

Fidèle au titre de cette œuvre, auquel ces attributs se rattachent, si étroitement, nous avons dû montrer l'abus pour le combattre.

Nos armes seront bien simples, les voici :

Chaque abus porte avec lui sa peine.

Prolonger l'allaitement de l'enfant indûment et sans raisons, ou lui substituer des nourrissons successifs, dans le but de retarder la grossesse, c'est abuser de la nature.

27.

Mais le châtiment suit de près cet abus.

Le châtiment, ce sera la maigreur extrême qui sied si mal à la femme. Elle maigrira..... beaucoup... *pour ne plus jamais démaigrir.*

Heureuse même, si elle en est quitte à si bon marché !

« Les seins, ces organes doubles et symétriquement disposés sur la partie antérieure de la poitrine, entrent essentiellement dans l'idée de la beauté, de sorte qu'en consommant et en perfectionnant l'ouvrage de la génération, ils servent en même temps à parer la femme et à augmenter ses attraits naturels. Cela vient à l'appui du principe que nous avons établi ailleurs, que la beauté n'est que l'aptitude à bien remplir un objet utile et grand, fondée sur des rapports exacts et sensibles. Cela est d'autant plus incontestable par rapport à l'organe dont il s'agit ici, que la forme, que le seul agrément ferait rechercher en lui, est aussi celle qui est la plus propre à effectuer les intentions de la nature. Un trop grand volume, une forme aplatie, maigre, exiguë s'éloignent également des justes rapports que sa destination exige. (Roussel.) »

La continence n'est pas la seule vertu convenable à une nourrice. Le plus essentiel c'est qu'elle ait un tempérament sain et une âme paisible.

(Une âme paisible dans un corps sain.)

CHAPITRE DEUXIÈME

Examen critique des moyens employés de nos jours pour éviter la grossesse.

28.

Pour éviter la grossesse, plusieurs moyens ont été mis en œuvre. Jusqu'ici, tous se sont montrés plus ou moins défectueux, dangereux, immoraux.

29.

Ils sont immoraux surtout lorsqu'ils ont pour but d'éluder la grossesse, au lieu de l'éviter ou de la régler pour des motifs avouables.

30.

Avant tout, nous ferons à ce sujet une observation. C'est que les moyens actuels, qui vont être, en partie, exposés, sont employés à tout propos, sans règle, sans mesure, sans discrétion.

31.

A ce titre, ils seraient déjà répréhensibles.

32.

Ils ont de plus contre eux, comme on le verra, les plus mauvais effets et leurs dangers pour l'épouse, au point de vue hygiénique ou sanitaire. Mais n'anticipons pas.

Voici quels sont les principaux :

33.

L'abstention pure et simple de l'acte vénérien.

34.

Les actes incomplets, ou l'usage tronqué.

35.

Le rejet de la matière séminale au dehors.

36.

Sa réserve dans les condoms, ou suivant le procédé du docteur Condom.

Ce sont les plus fréquents. Ils sont presque aussi mauvais les uns que les autres. Leurs inconvénients sont, du reste, faciles à démontrer.

———

Un sentiment bien facile à comprendre nous empêchera d'entrer dans bien des détails, et nous ne dirons pas tout, ici. Il existe même d'autres moyens que ceux dont nous parlerons. Mais, si nous infligeons un blâme à ceux que nous indiquons, afin de pouvoir les combattre, avec combien plus de raison ne flétrirons-nous pas ceux que nous passons sous silence.

Il est certaines bornes qui ne doivent franchir ni l'esprit, ni la science, et Boileau disait :

> « Le latin, dans les mots, brave l'honnêteté,
> « Mais le lecteur français veut être respecté. »

Nous pouvons affirmer, toutefois, que tous ces moyens sans exception, trompent ou excitent les appareils génitaux de la femme, si ce n'est son organisation entière, sans lui fournir la compensation la plus indispensable à son repos. Nous parlerons, plus tard, de leurs défauts, au point de vue physiologique et pathologique.

———

DISSERTATION.

————

37.

Lorsque, pour éviter la grossesse, le médecin conseille l'abstention complète de l'union conjugale, qui, de tous les moyens, est le plus sûr et le moins mauvais ; il prive, sinon les deux époux à la fois, du moins l'un d'eux, et expose l'autre à recourir à des secours étrangers.

Eh bien, les secours étrangers ne sont plus le mariage ; c'est le célibat dans le mariage, et le célibat introduit par son plus mauvais côté. Je le dis sans rien exagérer.

C'est la régularisation de l'adultère, avec ses conséquences immorales ; c'est le divorce dans l'intimité, et se compliquant du consentement tacite, ou de la tolérance forcée et, en tous cas, inqualifiable de la personne empêchée. A moins qu'elle ne l'ignore entièrement.

Si non, la contrainte morale qu'elle subit, dans ces circonstances anormales, ne peut-elle altérer la quiétude et la confiance qui contribuent, pour une si large part, à l'harmonie du ménage ?

Et cette position fausse ne rappelle-t-elle pas involontairement le mot de cet auteur si connu :

L'honneur est comme une île escarpée et sans bords,
On n'y peut plus rentrer quand on en est dehors.

Entre l'honneur et le respect de soi-même, n'y a-t-il pas une espèce d'analogie ?

Il est douteux que l'esprit puisse conserver, à cet égard une arrière-pensée ; mais il est certain que l'état moral d'un sujet influe singulièment sur son état physique.

Passons.

38.

Si les époux, d'un commun accord, rejetten au dehors la matière séminale, ou cherchent à y parvenir, comme cela n'arrive que trop souvent, si, par un effet de volonté, le mari n'achève pas l'acte commencé, d'autres inconvénients graves se produisent (1).

---

(1) Ce sont les réticences conjugales, tel est, du moins, le nom de baptême que leur a imposé, à Perpignan, dans un pro-

39.

Nous avons condamné le procédé du docteur
Condom ; il sera examiné en détail à la deuxième
note pratique, p.   .

Maintenant, sans insister sur la défense de la
religion, sans parler de l'Église qui, dans un
but louable, quoique différent du nôtre qui est
tout médical, impose aux époux la conservation
de la matière dans les vases naturellement destinés à la recevoir,

40.

La physiologie explique comment *le mari
porte à la santé de sa femme un préjudice notable, lorsqu'il prive ses organes du seul fluide*

----

cès célèbre, un des princes de la magistrature, un homme d'infiniment d'esprit et de talent, M. L. D.

Par déférence pour l'auteur de ce premier jet, nous lui con-
serverons cette appellation, à laquelle nous aurions volontiers
donné le nom d'épreuve avant la lettre, si elle était de nous.
Pour nous l'approprier, aujourd'hui, qu'il s'agit de la lettre
blanche, nous proposerons la petite modification suivante :
Réticence maritale.

naturel destiné à y faire renaître le calme après l'orgasme de l'acte marital, et à y maintenir la santé.

Mais ces faits sont d'une très-haute importance et méritent qu'on s'y arrête quelques instants afin de leur donner le développement nécessaire.

CHAPITRE TROISIÈME.

Détails analytiques intimes et descriptions.

SUITE DE LA DISSERTATION.

41.

Dans l'acte de la génération, l'émission de la liqueur prolifique joue plusieurs rôles, il a plusieurs buts.

Nous ne voulons rien dire des jouissances, licites ou non, qui accompagnent ordinairement l'acte marital, attendu qu'elles ne constituent pas le but principal et physiologique de la fonction, encore moins le but moral du mariage.

Une dame très-austère, madame de Gasparin, n'a pas craint, dit Michelet, en touchant à ce sujet délicat, de poser en principe la proposition suivante :

« Le but du mariage, c'est le mariage. »

L'enfant n'est que le second but.

L'amour conjugal impose, selon elle, plus de renoncement et de vertu, plus d'abnégation que l'amour maternel, et l'enfant touche de trop près à la mère pour ne pas se confondre en elle.

Elle a énoncé tout cela simplement, naïvement, courageusement. Elle se sentait asse voilée de vertu pour ne pas imiter en cela la matrone de Perse.

Pour nous, que notre position oblige à faire abstraction du côté moral, pour ne considérer du mariage, que son côté matériel ou physiologique, le but essentiel, c'est la conception, c'est la production.

Disons cependant, puisque nous y sommes, qu'il n'y a ni gaieté ni bonheur ici-bas en dehors de cet espoir.

Le second but physiologique, le but accessoire, secondaire ou complémentaire, c'est le
bain local de semence pour les organes inté-
rieurs de l'épouse.

42.

Cette lubréfaction leur est nécessaire pour éteindre l'incitation qui accompagne l'acte marital,
et ramener le calme dans les appareils générateurs, ainsi que dans toute l'économie.

43.

Dans le cas contraire, lorsque la semence est
dissipée et perdue, que l'acte marital n'est pas
accompli dans sa plénitude, il se produit, du côté
des organes génitaux de la femme et souvent
ailleurs, des désordres très-notables.

44.

Dans l'acte dont nous parlons, il y a même
une action lubréfiante et un fait de réciprocité;
car les mucosités du vagin servent également à
lubréfier les organes de l'homme.

Le bain local de semence et le mélange des
mucosités est donc nécessaire aux deux époux
à la fois.

45.

La nature n'a rien fait d'inutile.

46.

Si, dans la nature, nous trouvons quelque chose d'inutile, ou mieux d'inexpliqué, c'est que nos moyens d'investigation sont encore trop bornés ou trop imparfaits,

Et que nous avons encore bien besoin d'étudier.

CHAPITRE QUATRIÈME.

Le tableau du désordre.

SUITE DE LA DISSERTATION

47.

Pour maintenir la santé, non-seulement dans les appareils générateurs, mais encore dans toute l'économie, il est nécessaire que l'acte si important de la génération soit accompli le plus naturellement possible.

48.

Si, au lieu de cela, on abuse, soit par le nombre des rapprochements, soit par la longueur du temps qu'on leur consacre, soit par la manière dont ils s'effectuent, soit enfin *et surtout par la perte de la semence*, les organes de la femme s'irritent, ils s'enflamment ; ils donnent naissance, d'abord, à des produits ou sécrétions supplémentaires destinés à remplacer le fluide normal qui leur a fait défaut.

49.

Sans doute, la nature, en mère sage, veille et travaille sans cesse à la conservation du sujet. Elle fait bien naître, dans ce cas, et pour les besoins du moment, sur les surfaces muqueuses de l'épouse, des exsudations palliatives. Mais celles-ci, sortant du fonds même du sujet, *ne viennent pas à son secours.*

50.

D'ailleurs, ces exsudations ont un tout autre but, celui de favoriser le glissement des parties.

51.

En effet : partout où il y a des mouvements, il y a aussi des membranes muqueuses ou séreuses, et un produit ou sécrétion destiné à en lubréfier les surfaces.

52.

La lubréfaction des membranes, c'est leur entretien, leur santé, leur vie.

Ainsi, l'œil est recouvert d'une membrane lubréfiée par les larmes qui sont le produit des glandes lacrymales. Les poumons, les intestins sont munis, chacun, de deux membranes, l'une séreuse, l'autre muqueuse, destinées à faciliter leurs glissements.

Tous les mouvements des articulations sont favorisés par un produit spécial, nécessaire à la mobilité et au frottement de leurs surfaces, c'est la synovie.

53.

Il ne faut donc pas être étonné que la membrane muqueuse du vagin soit appelée à fournir à de grandes sécrétions.

54.

Elles sont d'autant plus considérables que les mouvements sont plus fréquents, et qu'elles sont appelées à servir, non-seulement pour le vagin, mais aussi pour le compte de l'organe du sexe opposé.

55.

Lorsqu'il y a exagération dans le service des fonctions, les sécrétions les suivent et sont, à leur tour, exagérées.

56.

Elles épuisent la femme.

57.

Et même, une fois l'habitude prise, elles se continuent à l'état de repos (1).

58.

L'épouse, ainsi sevrée de son bain local de semence et de *l'aura seminalis*, ne ressent plus après la lutte, que la lassitude et la fatigue d'un acte générateur incomplet, qui la prive de ce sentiment de bien-être, issu d'une fonction régulière et régulièrement accomplie.

Elle fait ainsi succéder la maladie à la fatigue.

59.

La raison en est :

Qu'on ne saurait se créer à soi-même un secours, et qu'il est nécessaire que ce secours dérive du fonds d'autrui, de l'organe correspondant, et du sexe opposé.

Car on ne crée pas la force, on l'applique.

60.

La raison en est :

Qu'on a porté atteinte au jeu naturel de la fonction, et qu'on a fait appel à une réaction

____

(1) Sous le nom de fleurs, qui montent au langage, sans en imposer à nos sens. Répertoire alphabétique, p.

*que la nature est toujours prête à opérer, pour
relever l'équilibre affaissé, rompu ?
et qu'elle y a pourvu aux dépens de la propre
substance du sujet.*

Ce que nous disons là, est applicable, jusqu'à
un certain point, à d'autres actes, à d'autres
manœuvres, telles que les mauvaises habitudes
(*manus stuprum*), à cause de l'appel que fait
l'organe sexuel à l'estomac, pour la réparation
du dommage et de l'ébranlement que l'abus vient
de causer à toute l'économie.

61.

*Rien ne saurait donc remplacer, pour le
mari, les mucosités vaginales, et chez l'épouse,
le fluide spermatique, dans l'accomplissement
des fonctions dont nous parlons.*

62.

Le fluide spermatique n'a pas de succédané :
Les mucosités vaginales n'en ont pas non plus.

CHAPITRE CINQUIÈME.

**État et étendue des surfaces ; leur influence.
Altérations plus profondes.**

SUITE DE LA DISSERTATION.

63.

Sous l'influence des mauvais procédés, souvent renouvelés, la nature se lasse, et le sujet s'épuise.

64.

Alors vient le tour de l'altération des surfaces muqueuses et des sécrétions morbides, qu'accompagnent en outre le dérangement progressif et les lésions graves des fonctions digestives, à cause de l'étroite sympathie qui unit les organes qui président à la propagation de l'espèce, et à la conservation ou à l'alimentation du sujet.

Les tissus sus-jacents finissent eux-mêmes par s'altérer et dégénérer.

De là viennent, chez la femme, les maladies et les infirmités qui sont si fréquentes de nos jours. Heureuses lorsqu'elles ne sont pas au-dessus des ressources de l'art, incurables ou mortelles comme les cancers, etc.

Il est bien facile d'entrevoir quelles sont les conséquences qu'entraîne cet état de choses.

Les moindres sont la réciprocité des maladies des époux, l'interruption des fonctions maritales ou la disjonction conjugale.

(C'est le divorce anticipé.)

Il y a du frisson dans la couche conjugale !

Nous ne dirons rien des dissentiments du ménage, des accusations sans fondement entre époux, de l'extinction et de la mort des désirs vénériens de l'épouse : inconvénients médiats, qui échappent à plusieurs. Et, cependant, aujourd'hui, nous en sommes là. Le mari insiste, et chacun se met dos à dos.

C'est la plaie de notre époque, la plaie saignante, inguérissable.

Inguérissable ?

« Belle demande ! disait à ce propos un auteur célèbre. Comment guérirait-on, si chaque jour revient aggraver ? »

Le mariage, ce n'est pas la fraude ; ce n'est pas plus la réticence.

65.

Il faut donc considérer comme pernicieux tous les moyens qui tendent à priver l'épouse d'une chose qui lui est nécessaire, qui lui est destinée, qui lui est due.

Lors donc que le médecin, consulté pour un cas où la grossesse serait nuisible, devrait être évitée ou simplement *réglée*, conseille aux époux, même d'une manière transitoire, momentanée ou passagère, soit l'abstention complète des rapports conjugaux, soit le rejet de la liqueur, soit sa rétention, sa dissipation, ou son expulsion hors des réservoirs naturels, il leur donne un conseil irréfléchi et qui a son côté nuisible.

(Cela est rare, il est vrai : et c'est en dehors de la médecine que ces inconvénients se produisent.)

Mais, ce n'est pas tout. La réticence maritale, c'est-à-dire la rétention de la semence dans les fonds de l'homme, est, pour lui surtout, de tous les abus, le plus grave.

Mais il l'ignore.

66.

Nous l'avons appelée : *l'usage tronqué*.

Il compromet à la fois la santé de la femme et celle de l'homme. Celui-ci s'expose gravement dans ce cas aux maladies de la prostate.

Les poëtes s'évertuent à trouver des description d'enfers qui n'existent que dans leur imagination. C'est qu'ils n'ont pas assisté aux derniers moment des vieux libertins atteints d'affections de la prostate. Ils y trouveraient ; tout fait ; le tableau d'un enfer anticipé très-digne de leur colère, et n'auraient pas besoin d'avoir recours à la fable.

Tels sont les résultats des réticences maritales ou des complaisances conjugales.

La fin des prostatiques est affreuse de douleur et de blasphèmes, nous renonçons à la décrire.

CHAPITRE SIXIÈME

Le renversement du bon sens.

67.

Dans le courant de la vie d'une femme, la conception peut avoir lieu, pendant sa jeunesse, plus ou moins souvent, et le nombre des grossesses est une chose facile à compter.

68.

Il n'en est pas de même de l'acte conjugal; acte qui nécessite, à chaque retour, la lubréfaction et le calmant des parties ; acte qui se répète un nombre de fois considérable, et jusque dans un âge assez avancé.

69.

Et plus il se répète, et plus il y a de danger dans la perte de la semence, cela se conçoit.

70.

Si, médicalement parlant, on ne considère de l'acte marital que son côté physiologique, on y voit un but capital : la conception ; puis des fonctions accessoires accompagnatrices ou complémentaires.

71.

Ces dernières jouent, dans l'acte conjugal, un rôle extrêmement considérable.

72.

En effet, la liqueur séminale ne peut servir à la conception qu'une fois en neuf ou dix mois, pour faire à la grossesse une part énorme et presque impossible, *tandis que, comme calmant et lubréfiant, elle est appelée à servir un nombre infini de fois...* et nous ne saurions trop le dire, puisque la santé de l'épouse est au prix de son service normal.

73.

Eh bien, elle est très-souvent sacrifiée..... Et c'est une faute immense.

Nous l'avons dit dès le début, il est toujours mauvais de dénaturer les choses, de fausser ou de faire dévier les fonctions, en un mot d'en abuser.

L'acte générateur et les organes qui président à la fonction génératrice ont une si grande valeur, que les moindres écarts qui s'y rapportent sont tous d'une grande gravité.

Il ne faut donc pas être étonné que le rôle du sperme soit, à leur égard, considérable et tel que son emploi mauvais se fasse sentir sur l'équilibre et le maintien de la santé dans les appareils générateurs, autant que sur les états pathologiques qui les affectent.

Et de même que l'exercice sexuel, à un certain âge, devient une nécessité, de même, passé un certain âge, la modération dans les services devient une vertu et une nécessité de premier ordre.

De Bordeu comparait le sang à la chair liquide. Le sperme est plus précieux que la chair, il est plus précieux que le sang même ; par conséquent son sacrifice est plus funeste que le sacrifice même du sang.

Eh bien, est-il possible d'admettre qu'un liquide si précieux et si mal conduit, qu'une fonction si importante et si mal menée, qu'une fraude si souvent répétée, n'aient sur la santé, sur la vie, aucune mauvaise influence, aucun mauvais résultat? Non, ce n'est pas possible.

Vous voyez que la chute répétée d'une goutte d'eau finit, à la longue, par creuser le roc : et cela ne vous étonne pas.

Vous savez que si, pendant la transpiration, vous vous exposez un instant à un courant d'air froid, vous prendrez un rhume, un rhumatisme: et cela ne vous étonne pas.

Pour y remédier, vous suivez un régime de quarante jours, dans le premier cas; dans l'autre, vous couvrez votre corps entier de flanelle, vous prenez des précautions infinies, et nous ne vous en blâmons pas. Vous suivez un régime sévère, vous allez aux eaux, sans être certain du résultat, poursuivi avec une grande insistance.

Vous n'en retirez aucun avantage, mais votre esprit est fort tranquille, et ne se révolte pas du tout.

74.

Pour l'objet en litige, au contraire, vous sui-

vez une marche inverse ; vous renversez les rôles, et vous faites de l'accessoire le principal,
que vous évitez avec soin pour ne suivre que
l'attrait du plaisir.

Au lieu de vous arrêter pendant la grossesse,
c'est alors, au contraire, que vous recherchez
avec le plus d'ardeur l'acte vénérien.

Aberration des sens !

Puis, après l'accouchement, tout l'esprit du
ménage se concentre sur ce point : éviter de
nouveau la grossesse.

Vous la fuyez comme un état frauduleux,
comme si vous n'étiez pas marié. Le sperme
est de nouveau sacrifié comme un élément sans
valeur, projeté au loin comme un poison redoutable ! Vous vous gênez, vous vous privez toute
votre vie ; et si, par un miracle d'*habileté*, vous
parvenez à vos fins, vous remerciez la providence !...

Vous vous étonnez de la perte de votre santé,
mais vous êtes contents de vous !

Par suite de la plus fausse association des
idées, vous vous arrogez modestement le droit de
débaptiser les mots pour votre plus grande com-
modité, de métamorphoser l'imprudence en sagesse, la sottise en prudence, et vous appelez
précaution ce qui vous tue, la précaution la plus
détestable !

Mais les animaux sont plus sages.

Le moindre animal, oiseau ou moucheron, ne commet pas de pareilles fautes ; il est à l'abri de semblables déviations, et de la perversion de ses sens et de ses fonctions !

Et tandis qu'au milieu de ces immenses sottises, vous vous réjouissez de la *résistance* de votre tempérament, vous vous étonnez de voir votre femme souffrante, inerte, inapte, sans désirs et sans force !

Vous vous étonnez de la mort ou de l'extinction de ses désirs et de ses sens !

Comment !

Vous abusez chaque jour de la plus précieuse de vos fonctions, vous la torturez sans relâche et de toutes les manières imaginables, en éludant, en détournant, en faussant le but de la nature, vous faites monter à son niveau la fonction accessoire, et vous vous étonnez de vos mauvais résultats, de la langueur du ménage ?..

Vous renversez les rôles, et vous appelez cela : prendre des *précautions !*

Est-il possible d'atteindre à un pareil *abus de langage !*

Mais, en un seul mot :

C'EST LE RENVERSEMENT DU BON SENS.

75.

Aussi ne voit-on plus ces brillantes santés des anciennes mères de famille, et la vie de la femme s'en va, sacrifiée au luxe et au plaisir des sens, c'est-à-dire à l'ennemi commun.

Dans ces conditions d'actualité, s'il y a lieu d'être étonné d'une chose, c'est que les maladies des femmes, déjà si nombreuses, si graves, ne le soient pas devenues davantage encore ; et que, par suite, notre pauvre espèce n'ait pas plus dégénéré qu'elle ne l'a fait.

Stupete gentes !

Nous sommes dans le siècle des maladies utérines.

76.

La solution de ce grave problème se trouve assurément dans les progrès incessants de la science.

Le remède est à côté du mal ;

La richesse, à côté de la pauvreté ;

La punition, à côté de la faute.

CHAPITRE SEPTIÈME

La conséquence de nos fautes et surtout de
nos plaisirs.

77.

L'excès du coït est néfaste, c'est un fait acquis et hors de doute.

78.

La manière de l'accomplir peut l'aggraver encore.

79.

L'imagination joue aussi un rôle considérable dans la fatigue sexuelle, et dans l'ébranlement qu'elle apporte aux organes et à leur excitation ;

Témoin, les ébats dans la séparation du corps et de l'esprit,

Avec des êtres imaginaires,

Des formes idéales,

Des souvenirs, des personnes mortes ou absentes, mais qui vous étaient chères, et dont on a conservé le souvenir....

Ou le vestiaire.

80.

Rien ne fatigue autant que la tension continuelle des idées fixées sur ce point.

Nous n'en dirons pas autant des rêves de bonne fortune.

Ils sont le signe, soit d'une excitation passagère, soit d'une irritation locale, soit de la santé florissante et d'un trop-plein spermatique, soit, au contraire, d'une grande débilité, associée aux plus mauvaises habitudes invétérées ou réitérées.

Une chose bien remarquable, c'est de voir ces diverses causes, qui semblent si opposées, se manifester et se traduire par des symptômes analogues qui produisent les mêmes effets.

81.

Mais, de tous les abus, le plus nuisible, c'est

l'*usage tronqué*, c'est-à-dire l'acte marital in-complet.

Il exerce sur le mari surtout une pernicieuse influence, il a sur l'épouse un très-mauvais effet, en trompant ses organes par des excitations contre nature, et il produit sur la vie un retentissement considérable.

82.

Plus, au contraire, l'accomplissement de l'acte vénérien est naturel, et moins il offre de danger.

Il n'en offre même aucun, dans ce cas-là, lorsqu'il est modéré (1).

83.

L'imbibition des voies intérieures de l'épouse, par le fluide spermatique, est, pour ainsi dire, chez elle, le contre-poison de l'excès numérique de la copulation.

Est-il possible, dans l'état actuel de la science, de pousser plus loin les affirmations, et de dire que, dans un acte accompli normalement, la liqueur spermatique mitige, en quelque sorte, l'action délétère du virus syphilitique, lorsque

____

(1) La physiologie et l'hygiène de la conception empruntent à cette proposition un de ses principaux caractères.

le malheur a voulu qu'il rencontre un cas de
cette nature?

Nous reviendrons, plus tard, sur cette proposition, sur cette affirmation.

84.

Maintenant nous affirmons que, dans ce cas,
il est le plus puissant dérivatif des irritations
génitales, dont il constitue le meilleur calmant.
Nous affirmons qu'il est le plus excellent préservatif des maladies très-nombreuses qu'occasionne le sacrifice de cette liqueur; et nous
ajoutons que son rôle est beaucoup plus complexe qu'on ne le croit généralement.

85.

Nous affirmons même que la privation de ce
liquide, suivie pendant un certain temps, engen-
dre, soit dans les appareils générateurs, soit ailleurs, les maladies les plus graves, qui conduisent souvent le sujet à la mort, au milieu des
diverses altérations organiques ou des symptômes nerveux dont nous avons déjà parlé (1).

----

(1) Dr Bergeret. — Baillère et fils. — Paris 1869. Des fraudes dans l'accomplissement des fonctions génératrices, dangers
et inconvénients.

Et nous pourrions citer, à ce sujet, tel médecin qui a vu de nombreux exemples de mort dans sa seule pratique, chez les fraudeurs.

86.

Eh bien, ces altérations ne sont ni connues ni appréciées, ni attribuées surtout à leur véritable origine, excepté par le corps médical.

Et pourquoi?

Parce que ces désordres ne sont pas immédiats,

Et qu'on imagine difficilement, dans le monde, et surtout dans la jeunesse, qu'on puisse détruire son corps ou sa santé, en procédant à l'acte génital de telle ou telle manière (1).

87.

Assurément, c'est une chose fort triste de

---

(1) Malgré l'importance de cette question, et bien que s'adressant spécialement à la science, ce livre laissera ici une lacune.

Cependant, nous ferons connaître ailleurs l'influence des positions du corps sur la conception, la grossesse, l'accouchement, le repos, la santé et le traitement des maladies au point de vue du sujet qui nous occupe.

La lacune actuelle sera donc comblée pour les personnes qui feront usage de la méthode de la réglementation, ou celles qui voudront s'en rendre compte. (Voir : Les objets de pratique, p.   )

trouver la mort dans l'excès du plaisir. Il en est ainsi, cependant, et il en est de même de tous les excès possibles.

88.

Le mariage, l'acte génital ou l'accouplement constitue un des actes principaux et des plus importants de la vie.

89.

Et ce n'est pas un vain amusement duquel on puisse faire bon marché.

Si nous descendons dans les règnes inférieurs, nous voyons certains animaux mourir, même sans abus, après l'accouplement.

Le but de la nature est atteint, l'individu est devenu inutile, et il meurt.

Plus bas, dans l'échelle des êtres, chez les végétaux, par exemple, nous y voyons que cet acte est l'acte par excellence, puisqu'un végétal annuel ne peut mourir si, par artifice, on empêche sa reproduction ou sa grenaison ou même sa floraison seule d'avoir lieu.

Qu'en faut-il conclure?

90.

Il faut en conclure que, quand le but de la

nature est atteint, et qu'on s'est assez reproduit, on n'a plus rien à faire de ce côté ; qu'il faut que les organes se reposent avec l'économie tout entière ; qu'il faut que l'homme tourne ses idées vers d'autres horizons.

Une autre conclusion fort importante :

91.

C'est qu'on peut ménager sa vie par le ménagement de la liqueur spermatique.

Quand on veut avoir plus tôt fait, on mène la vie à grandes guides : cela n'a rien de nouveau, surtout par le temps qui court.

Qu'on veuille bien nous pardonner cette ironie, car depuis longtemps on ne manque pas de ces déplorables exemples.

92.

Ménagée et accumulée dans les réservoirs naturels, la liqueur spermatique finit, au contraire, par y être résorbée, lorsque l'afflux y est trop considérable. Et cette résorption sert à retremper l'économie toute entière par son entrée et son mélange à la masse des humeurs.

Il ne faut pas pousser les choses à l'extrême, ni prétendre qu'il faille toujours en faire provision et vivre dans une continence exagérée ; ce serait un excès contraire.

93.

Et l'excès en tout est un défaut.

Nous disons seulement qu'il est une règle en toutes choses.

Est modus in rebus.

Usez donc, mais n'abusez pas.

CHAPITRE HUITIÈME.

La part de l'homme et la part de Dieu,
ou la liberté de l'homme et ses limites.

94.

Au point de vue légal ou physiologique, le
rapprochement sexuel, le mariage des sexes est
un acte libre et naturel.

95.

C'est l'acte préliminaire de la conception ou
de la génération.

C'est la part de l'homme.

L'homme en est le maître, comme il est le
maître de choisir son épouse, d'avancer ou de

retarder son mariage, d'en débattre et régler les conditions civiles, ou de rester célibataire, s'il le préfère.

L'homme est libre de conduire, de gouverner, de perfectionner sa santé, sa vie à sa guise ;

Libre de diriger à sa volonté ses fonctions vitales, ses actes intimes, de manière à obtenir ou à éviter une progéniture ;

Libre enfin de s'acheminer ou de s'arrêter dans cette voie, ou d'hésiter encore dans sa force ou sa faiblesse, s'il le peut : car a liberté individuelle est la première considération dans l'état actuel de notre société, comme dans l'état de nature.

Cette liberté, la femme la partage avec l'homme (1).

Personne ne cherche à le contester.

Est-ce un bien, est-ce un mal?

Si c'était un mal, comment ferait-on pour l'empêcher ?

Nous l'ignorons absolument.

Matériellement, c'est impossible.

Moralement, peut-être la religion serait-elle ici

---

(1) L'homme au complet, c'est-à-dire pris dans son genre, le genre humain, comprend l'homme et la femme. Ces deux êtres sont relatifs, n'étant chacun que la moitié d'un tout.

la seule idée, le seul frein que puisse opposer aux déviations l'esprit le plus rigide.

Il faut donc souffrir ce que l'on ne peut éviter, ou faire de nécessité vertu.

C'est le parti le plus sage.

96.

Mais la liberté, comme tout, a sa définition, c'est-à-dire ses limites et ses bornes. La dernière limite de la liberté de l'homme, ici, c'est la conception.

Dans le sein de la femme, la matière, jusqu'alors inerte, vient de s'animer et de prendre un corps ; une âme s'en est emparée, la vie commence.

C'est la part de Dieu.

Devant ce mystère, la liberté de l'homme s'incline. L'homme n'est plus désormais le maître de l'œuvre *commune*. Il lui est défendu de la détruire, parce qu'il y a eu passage de ce qui n'était pas encore la vie à ce qui est actuellement la vie.

Tel est le résultat vital de l'opération que le coït a provoquée chez la femme, et d'où il est résulté qu'un nouvel être s'est formé en elle.

De ces faits, les conséquences sont faciles à déduire.

Les voici :

C'est que si la copulation et la matière appartiennent à l'homme, la vie et l'âme appartiennent à Dieu.

Ces parts sont bien inégales...

Lecteur, réfléchissez ;

Discernez quelle est la plus belle !

Discernez entre l'usage et l'abus, et ne dépassez jamais les limites de votre liberté.

CHAPITRE NEUVIÈME.

La part de la nature.
Qu'arriverait-il si la nature était livrée à elle-
même?

Existe-t-il encore de ces exemples-là ?
La réponse ne saurait être douteuse.
Il en existe certainement un grand nombre,
et dans les deux camps les plus opposés, c'est-
à-dire, dans le vice et dans la vertu.

Qu'on veuille bien nous faire grâce des situations intermédiaires ou interlopes, que l'on est
convenu de transformer en proverbe :

97.

In medio stat virtus.

Et nous tairons, à cet égard, notre o

98.

En état de santé, la femme mariée qui est vertueuse, n'a d'enfants que ce qui est juste nécessaire à la libre expansion et à l'équilibre de ses moyens vitaux.

99.

Mais, pourrez vous bien, vous-même, madame, être l'arbitre de votre vertu, et vous apprécier à ce point de vue?

Ne sera-ce pas mettre votre modestie à une trop rude épreuve?

Nous ne voulons pas discuter avec vous l'incontestable valeur du sens intime :

Nous préférons vous donner gain de cause ; et pour vous faciliter votre tâche, nous dirons que, par la vertu, ici, nous voulons dire, justement, la modération.

100.

En état de santé, donc, la modération, dans l'exercice sexuel, ne peut être suivie que d'une reproduction modérée, et en rapport avec les forces vitales des époux.

La maladie apporte à cet axiome des modifications.

Nous ne parlerons pas encore de la formation

du sexe chez l'embryon, nous ne dirons pas
encore dans quel sens agit la nature, afin de ne
pas trop compliquer la question, et de pouvoir ainsi passer du simple au composé.

101.

Nous disons simplement aujourd'hui que rien
n'est l'effet du hasard ;

102.

Que la fixation du sexe par la nature n'est
pas plus l'effet du hasard, que ne l'est l'aptitude à la génération et à la stérilité.

103.

La stérilité de la femme est une chose rare.
Quelle est la femme qui peut affirmer qu'elle est
stérile dans toute la rigueur de l'expression ?

Stérile aujourd'hui, et fertile demain, peut-
être ;

Stérile avec un premier mari, fertile avec un
second....

Il ne faudrait pas s'y fier.

Il est bien facile de comprendre le vice du
raisonnement suivant :

Telle chose n'est pas arrivée, donc, telle
chose n'arrivera pas.

104.

Chez l'homme, la stérilité est encore plus rare que chez la femme.

(Il ne faut pas la confondre avec l'impuissance).

La stérilité de l'homme est la suite d'une altération du liquide spermatique, naturelle, accidentelle ou provoquée. Elle est encore la suite du progrès de l'âge. Quelquefois elle dépend d'un vice de conformation, des abus dans l'union des sexes (1).

Dans la nature, il y a trois sexes : le masculin, le féminin et le duel ou hermaphrodisme.

L'état d'hermaphrodisme indique que le sujet est placé très-bas dans l'échelle des êtres. Les

---

(1) Nous avons toujours été surpris, avec M. Mathieu, de la facilité avec laquelle tant de femmes acceptent de demeurer stériles.

Pour se défendre de la moindre incommodité, il n'est pas d'efforts qu'elles ne tentent. Et s'il s'agit de la faculté de concevoir, elles attendent stoïquement des efforts ou de la bienveillance de la nature, un nouvel ordre de choses.

Nous croyons que si les femmes savaient que leur stérilité peut être très souvent combattue avec succès, beaucoup d'entre elles iraient au-devant des ressources de l'art, et lui devraient, avec le bonheur de participer à l'œuvre générale, celui d'aimer... leurs enfants.

végétaux le sont presque tous. Quelques-uns, pourtant, font exception.

Est-ce le hasard qui y a présidé? Évidemment, non. C'est une loi ; la loi que nous appellerons :

La loi de relèvement des végétaux.

Admettre que le sexe soit l'effet du hasard, ce serait le comble de la déraison,

Le mot hasard ne représente qu'une idée vide. C'est un de ces mots dont la définition est des plus difficiles. Il signifierait ici, ignorance de la cause ou à peu près son équivalent.

L'ignorance d'une cause n'implique pas nécessairement sa non-existence.

Maintenant, nous dirons un mot du vice, puisque ce mot a été prononcé.

Dans l'état actuel de notre organisation sociale, cette expression est à la fois juste et sévère ;

Beaucoup plus juste que sévère.

105.

En effet, les maisons de tolérance ont été établies, comme le disait le baron Desgenettes, professeur d'hygiène à la Faculté de médecine de Paris, pour sauvegarder l'honneur des maisons privées.

Mais ce but est-il réellement atteint?

Et le célibat est-il donc une manière d'être, un état si normal et si parfait?

106.

Est-il le but final de la nature?

Assurément non.

Qui nous oblige à l'organisation dont nous venons de parler? ou, dans tous les cas, qui nous oblige à nous en servir?

Elle est bien loin d'exister partout; et les peuples qui se passent d'elle, n'en valent pas moins pour cela, que nous sachions.

Dans ces écoles, où la débauche et la mollesse font prime, on fait abus de tous les sens, et l'on s'y prépare des mécomptes.

Mais ce n'est pas seulement là, c'est partout que l'usage forcé prend le nom d'abus.

Et nous avons déjà dit, en commençant, qu'il en était de même de la déviation ou de l'écart de la fonction.

107.

Les filles inscrites conçoivent rarement, bien

qu'elles ne prennent aucune espèce de précautions contre la grossesse.

Cependant elles ne sont pas stériles.

108.

Cette inaptitude tient, sans doute, à l'usage immodéré des fonctions ou des organes qui, chez elles, dégénèrent en une chose inerte, et qui, par conséquent n'est plus bonne à rien.

Le corps est livré à l'abandon, les organes font un travail machinal, incessant; mais les sens sont au repos. Qui peut nous dire où est la tête ?

109.

Il n'en peut être autrement. C'est une affaire de métier. Celui-là s'exerce bien plus froidement qu'un autre, et avec beaucoup d'indifférence. Croyez-en un ancien médecin de la salubrité publique.

Venez me voir souvent, lui disait un jour un de ses confrères, professeur à l'école de Paris; vous me ferez toujours plaisir, à la condition que vous ne me parlerez jamais de médecine. Cet homme était cependant un véritable

---

(1) Trousseau prétend que les filles publiques sont stériles, et il attribue leur stérilité au mercure.

Voir, au Répertoire alphabétique, le mot : Stérilité, où cette erreur est réfutée.

puits de science ; mais il était saturé de médecine, et il subissait, comme un autre, l'action du métier.

Nous avons vu cela en mainte occasion.

Nous n'avons encore rencontré qu'une seule exception, c'est celle du prêtre, toujours ferme à son poste, et rigoureux observateur de la discipline.

110.

Mais dans les conditions ordinaires de la vie, la nature est d'autant plus avide de production qu'on lui laisse moins les moyens de produire.

111.

C'est dans la gène et dans la contrainte qu'elle se montre le plus exigeante, et qu'elle est le plus avide de compensations.

Cela est tout naturel ; car c'est dans les situations les plus difficiles qu'on fait le plus d'efforts en toutes choses.

112.

Or, le jour où, rompant en visière avec les

habitudes actuelles, on laisserait la natu re,tout
à coup, et sans ménagements, en possession
d'elle-même, c'est-à-dire de toute sa liberté (et
nous entendons une liberté et des allures sages
et modérées), nul doute, alors, qu'elle ne reprît
son empire, et qu'entrant à pleines voiles dans
le système des compensations et de l'équilibre,
elle ne profitât, pour ainsi dire, de son émanci-
pation et des moindres écarts de sa tutelle.

113.

C'est que la nature veut l'équilibre partout, et
poursuit invariablement les deux buts suivants :

1º La conservation de l'individu,

2º La propagation du genre.

La conservation du sujet, par le sentiment
puissant et inné de la fuite du péril, par un besoin excessif de la vie, poussé jusqu'au désir de
l'immortalité (l'espérance et l'attente d'une vie
future ne puisent-elles pas à cette source le
désir de la prolongation de celle-ci ?);

Par l'admirable agencement de nos ressorts
et de nos moyens vitaux.

Soit, pour ne parler que de la nutrition seu-
ment :

Dans les plans inclinés que franchit le bol ali-
mentaire, la lubréfaction des voies, la disposition
conique des papilles nerveuses de la langue, qui

fait précipiter la déglution par l'attrait qu'y développe la perception croissante des saveurs, etc., etc.

Enfin, la propagation du genre, qui fait précéder la conception par l'appât des voluptés licites, et la fait accompagner par l'espérance, qui toujours suit le plaisir qui passe.

114.

L'homme, devenu impuissant, conserve encore un cœur tout rempli de sollicitude pour la vie de ses enfants.

115.

Rien n'est plus vital que l'amour maternel, plus naturel que le désir de la maternité, plus constant que les efforts tentés dans ce but.

116.

A ce but, poursuivi sans relâche par la nature, la nature a tout sacrifié dans tous les règnes.

Voyez-vous ce chêne maladif? Il est couvert d'une magnifique glandée !

C'est la loi...

Et regardez ce pauvre poitrinaire, chargé de famille, malheureusement entachée de cette maladie héréditaire...

C'est la loi !

Ne nous montrons pas plus sévères que la loi ;
que cette loi implacable qui fait subir aux enfants la faute de leurs pères (1) !

---

(1) Trop de sévérité ne sied à personne : car elle pourrait
passer pour de l'injustice ou de la partialité ;

Et ce qui, aujourd'hui, sera mal jugé par quelques-uns, re-
cevra demain, peut-être, la sanction de la foule.

La personne qui aura le plus négligé la méthode sera peut-
être celle qui aura le plus besoin de son emploi, et en récla-
mera l'ordonnance avec le plus d'insistance.

Ces revirements subits n'ont rien de bien surprenant.

Ils ne sont que désagréables pour ceux qui se sont trop avancés.

Mais, à tout péché, miséricorde !

CHAPITRE DIXIÈME.

Le retour aux saines pratiques.

117.

Il est un fait certain, c'est que l'un des éléments les plus nécessaires, l'une des conditions les plus essentielles au rétablissement de la santé, en général, c'est le repos de l'organisme entier, et, en particulier, celui de l'organe malade.

Il est un autre axiome qui dit :

118.

L'effet cesse, lorsque la cause est enlevée.
Ces principes-là sont de mise aussi bien en physiologie et en médecine que partout ailleurs.

119.

Dans les maladies sexuelles des femmes, la cessation de la fonction et le repos des organes malades sont souvent nécessaires et toujours utiles.

Voilà ce que ne veulent pas comprendre le maris.

120.

Et si la maladie est légère, il suffit même du rétablissement du jeu normal ou physiologique de la fonction maritale et du bain local de semence, pendant un temps très-court, pour rendre à la femme sa santé.

« Qu'une seule chose te soit présente, à ce moment si décisif; la chose pieuse, la chose religieuse, et le souverain exorcisme qui chassera le démon plus qu'aucune autre formule.

C'est le mot des jurisconsultes :

Mariage c'est consentement.

« Ce ne serait pas grand'chose de t'en souvenir à midi, si tu ne t'en souviens pas le soir, à l'heure émue où ton trouble est si grand.

« C'est alors, c'est alors qu'il faut t'en souvenir :

« Mariage, c'est consentement (1). »

C'est le retour aux saines pratiques.

______

(1) Michelet.

121.

C'est la contre-épreuve de la proposition que nous avons mise en av pour prouver la nécessité de l'accomplissement entier de l'acte générateur, et la désorganisation qu'amène, à la longue, une fonction tronquée.

122.

Il faut convenir, cependant, que la femme supporte mieux que l'homme la fatigue de l'acte.

Compensation bien exiguë de sa mise dans le mariage !

123.

Cela tient à ce que son rôle générateur est plus considérable que celui de l'homme, et que ses organes ont été très-puissamment construits *ad hoc*, à cause de la nature même de leurs fonctions.

Nous allons maintenant parler d'un fait qui a donné lieu à une erreur grossière, et qu'il est important de relever.

On accuse quelquefois d'immoralité profonde,

des hommes qui sont bien plutôt entrainés par l'ignorance.

L'erreur dans laquelle ils tombent, et qui a des conséquences si malheureuses, ne vient cependant que d'un fait mal observé, et dont on a forcé et répandu le raisonnement.

Il importe de le détruire. Le voici :

C'est celui qui consiste à dire qu'un homme, atteint d'une maladie sexuelle, peut s'en débarrasser par la conjonction avec une très-jeune fille, vierge et saine, par conséquent.

Voici l'explication de ce fait, dont la contradiction est plus apparente dans les termes que réelle dans les choses.

Elle est encore une des suites de la proposition sur laquelle nous nous sommes si longtemps appesanti :

Le mélange des mucosités.

Effectivement, un homme dont les organes ne sont atteints que d'une maladie *locale,* la calme toujours, et la guérit souvent, par le seul fait du rapprochement des parties génitales du sexe opposé, et l'action lubréfiante et calmante des mucosités *saines* de la femme ou de la fille, vierge ou non.

L'action en est même assez rapide, car un seul rapprochement et quelques heures de repos suffisent pour cela.

C'est un des faits de la réciprocité dont nous
avons parlé, et duquel il résulte, d'une part : que
la femme lubréfie par ses mucosités l'organe opposé ; tandis que la liqueur prolifique de l'homme,
qui n'est destinée qu'à l'épouse, joue le même
rôle vis-à-vis de l'orgasme et des organes féminins, dont la lubréfaction et le calme ne s'opèrent qu'à l'aide de son contact.

Peut-être la science moderne ne conclurait-
elle pas tout à fait ainsi. A plus forte raison si,
à ces éléments, se joignait le virus qui, souvent,
vient compliquer la situation.

Mais comment le savoir *ex abrupto*?

125.

Et, du moment qu'il y aurait virus, il ne saurait y avoir que contagion à redouter.

126.

Dans le doute, le devoir, pour tous, sera donc
de l'éviter à tout prix dans la pratique. Ce sera
l'abstention d'abord, et ensuite le repos et le
traitement.

Quant à la question scientifique ou dogmatique, qui consiste à affirmer que le sperme mitige l'action du virus vénérien, elle doit être encore réservée. Bien que tout milite en sa faveur, un assez grand nombre de faits n'a pas été rassemblé qui permette de la résoudre.

Pour nous, elle n'est pas douteuse. Mais il faut dire qu'en général : « *adhuc sub judice lis est.* » (Horace.)

La science n'est que l'expérience enregistrée, et la discussion des faits qui se produisent (1).

---

(1) Plusieurs de nos propositions pourront paraître contradic_toires aux idées qui ont généralement cours. Nous ne les avons jamais réfutées. Nous exposons simplement ici notre manière de voir, basée sur notre expérience. Nous n'avons pas pour habitude de combattre les idées d'autrui, mais seulement d'asseoir et d'affirmer notre opinion, en face d'une opinion contraire.

Le public sera juge, en dernier ressort, sinon l'expérience.

Nous nous sommes toujours tenu du côté pratique de l'art, et nous avons l'intention de nous en tenir là. afin d'éviter le temps perdu en discussions stériles.

Mais il existe toujours, dans l'esprit même de l'homme de science, un doute sur la possibilité de l'existence du virus vénérien, sans qu'il lui soit possible de l'éclaircir immédiatement. Ce doute est si bien ancré, qu'il fait suivre à son malade, à l'issue du traitement local, un régime dépurateur.

A plus forte raison ce doute devra-t-il s'élever dans la conscience du malade, avec la crainte de compromettre pour toujours, peut-être, une innocente enfant.

L'immoralité du moyen susdit est donc avérée. Et c'est en flétrissant cette manœuvre barbare que nous terminerons ce chapitre en faisant un appel à son titre, c'est-à-dire :

Au retour aux saines pratiques.

SOUS-CHAPITRE DIXIÈME.

Digression et dissertation sur la grossesse-remède, considérée comme moyen de rétablissement de la santé de la femme, altérée par les abus.

Pour mettre fin aux abus, et surtout, pour remédier aux désordres qu'ils ont entraînés, quelques médecins conseillent la grossesse.

C'est la grossesse-remède.

Il faut dire que, lorsqu'on conseille la grossesse, on sous-entend toujours que, par elle, et pendant la gestation, les abus cesseront.

Mais, si les abus ne continuent pas, la grossesse-remède est-elle bien nécessaire? Et s'ils continuent, non-seulement la femme ne se portera pas mieux, mais encore le produit de la conception souffrira et sera exposé à périr dans son sein.

Nous ne voulons pas dire, cependant, que l'état de grossesse ne soit jamais efficace, dans aucun cas, mais seulement qu'il y a lieu de rechercher et de discerner si l'amélioration qui se produira, dans ce cas-là, sera le fait de l'occupation de l'utérus par le produit de la conception, ou si elle sera simplement l'effet de la reprise des procédés naturels, dont on ne redoutera plus le résultat ou les conséquences.

Nous pensons, en un mot, qu'il y a lieu de faire la part de chaque élément.

Et d'abord, la grossesse indiquée comme remède, se produira-t-elle toutes les fois qu'on l'ordonnera ou qu'on la désirera, soit qu'on la juge utile ou nécessaire?

Évidemment, non.

Car les désirs des hommes ne sont pas toujours la mesure de la réalité : surtout en cette matière.

Alors, c'est la tentative de grossesse que l'on conseille. Mais, peu importe. Cela peut paraître raisonnable, jusqu'à un certain point, et quelques personnes pourront accepter cette solution.

Nous en connaissons beaucoup pourtant qui hésiteraient, trouvant assez grave une détermination de cette nature.

A quoi sert-il, d'ailleurs, d'ordonner des remèdes, qu'on sait ne devoir pas être employés?

127.

Effectivement, la grossesse-remède ne doit,
selon nous, s'ordonner qu'*in extremis.*

**Quelle est l'influence et l'action de la grossesse
en elle-même, et comment agit la gestation ?**

128.

Dans l'espèce, c'est une dérivation, un pal-
liatif.

En effet, après la délivrance, les maladies, un
moment interrompues, n'en reprennent que plus
ardemment leur cours.

129.

La grossesse attire à elle, très-fortement, il est
vrai, à cause de la vie intra-utérine qui protége
e prolonge souvent la vie de celle à qui elle
doit l'existence.

130.

Car la nature sacrifie tout à la création ou à la production.

131.

L'état de grossesse ajoute, pour ainsi dire, à la vie de la femme, un supplément de vie.

132.

C'est un auxiliaire momentané, un élément précieux, dans certains cas, et duquel on peut quelquefois tirer bon parti.

Nous sommes donc bien loin, comme on le voit, de dénier l'action et l'influence de la grossesse.

133.

Nous dirons même que, dans certains cas, elle vient en aide aux autres moyens, qui y trouvent un point d'appui. Ils agissent alors de concert.

134.

C'est ainsi que, pendant ce temps, les désirs de l'épouse se calment, parce que le but de la nature est satisfait, est atteint.

135.

C'est alors que le repos, pour tout l'appareil générateur, se trouve être de mise, et qu'il devient, en quelque sorte, impératif.

Rien n'empêche donc d'admettre, comme auxiliaire, la grossesse-remède. Seulement, il ne faut pas lui attribuer l'influence qu'elle n'a pas, ni lui refuser celle qu'elle a.

136.

La grossesse est bonne en elle-même, en ce qu'elle oblige, ou qu'elle entraîne au rétablissement du jeu normal et physiologique des fonctions génératrices, et à leur accomplissement régulier.

137.

C'est pourquoi si, pendant la grossesse, on abusait dans un sens différent, elle deviendrait alors plus nuisible qu'utile.

Elle cesserait d'être un remède, elle deviendrait une complication, un rouage inutile ou dangereux, en tous cas fatigant, dont l'avortement pourrait bien venir terminer le rôle d'une façon très-fâcheuse.

Souvent, pendant la grossesse, on abuse autant et plus par le nombre des rapprochements que par le mode dont ils s'opèrent.

Et c'est précisément là que se rencontre le vice de l'époque actuelle.

138.

C'est ainsi que l'usage s'est transformé en abus.

139.

Au contraire, toutes les fois qu'on cesse d'abuser, que le sperme est bien employé, qu'il baigne ou qu'il imprègne les parties sexuelles de l'épouse, la guérison de celle-ci s'opère; ou du moins il se produit, dans son état, une grande amélioration, une décroissance de l'état morbide, si celui-ci n'est pas trop avancé et n'a pas pris encore la forme précipitée ou galopante.

Mais ces faits sont tout à fait indépendants de la grossesse en elle-même et ne peuvent être portés à son avoir.

140.

Telle était la distinction qu'il importait de faire. Elle prouve que la grossesse n'est pas nécessaire, mais seulement utile, quelquefois, au rétablissement de la santé, puisque celle-ci peut se rétablir parfaitement sans elle.

Mais enfin poursuivons.

Vous aurez donc remédié momentanément aux débordements des époux.

Très-bien.

Mais après l'accouchement, que deviendront les choses ? N'y aura-t-il plus d'abus ?

Et tout sera-t-il fini là ?

Nous admettrons volontiers que l'allaitement prolonge encore cet état de calme. Mais une femme ne peut pas toujours être grosse ou nourrice. Après un temps il vient un autre temps. Les grossesses ne pas sans fatigue, l'allaitement non plus ; il s'en faut bien.

Si chez les animaux la gestation est pour ainsi dire un métier sans abus possible, il n'en est pas de même chez la femme.

141.

La grossesse-remède ne peut donc être qu'une exception.

142.

Car ce n'est pas en elle-même, que se trouve le véritable remède des abus.

Que deviendraient donc, s'il en était autrement, les personnes atteintes de contre-indications de grossesse (et elles sont nombreuses), d'incapacité ou de stérilité, s'il n'y avait pour elles de salut que dans la grossesse ?

143.

Cesser l'abus, dira-t-on... ah ! par exemple, c'est évident...

Il ne faut que le vouloir ;

Ou recourir au célibat dans le mariage.

Nous avons parlé déjà de ce moyen : ses conséquences sont immorales et par conséquent inacceptables.

Non :

Il ne faut pas confondre les deux choses, lors même qu'elles sont accompagnées d'effets analogues ou concomitants.

Mais on nous dira : Quand on est stérile, on n'abuse pas, on n'a pas de raison pour cela !

C'est encore une erreur.

Quand on est stérile, on peut abuser et l'on abuse quelquefois autant et plus encore. Nous avons vu des gens stériles se mettre à deux doigts de leur perte, et nous en connaissons qui sont dans un triste état par suite d'abus et dont nous ne pouvons affirmer le salut.

Jeunes encore, leur éternel refrain était celui-ci : Je veux m'amuser !

Les centres nerveux ont été tellement ébranlés par les mauvaises pratiques et par l'absinthe que l'idiotisme et l'enfance sont arrivés prématurément à la fleur de l'âge.

Depuis lors, un des individus qui forme le sujet de cette observation, a été emporté par le *delirium tremens* et la gangrène du bassin.

De cette digression un second fait ressortira, c'est, de plus en plus, la mise en lumière de la valeur du sperme, et surtout celle du prix qu'on doit attacher au ménagement de cette liqueur.

Toute cette dissertation ne roule que sur un mot et le voici : c'est une question mal posée et par conséquent mal résolue.

Pourquoi fraude-t-on ?

C'est uniquement dans le but d'éviter ou d''éluder la grossesse.

Pourquoi, dès lors, ordonner la grosssese contre elle-même, contre ce que l'on veut éviter à tout prix ?

Dans certains cas, la crainte de la conception est tellement forte, elle est si puissante, qu'on lui fait le sacrifice de la santé, de la vie.

Car, si plusieurs ignorent les conséquences délétères des fraudes sur la santé des époux, il en est beaucoup cependant qui les savent, et n'en persévèrent pas moins dans leurs errements (comme les onanistes.)

N'est-ce pas là le cas de dire : Vous faites garder vos fruits par les maraudeurs eux-mêmes !

Si vous voulez qu'on suive vos conseils, médecins qui ne rentrez pas chez les clients indociles, n'ordonnez pas des remèdes que vous savez parfaitement ne *devoir* ou ne *pouvoir* être employés.

Nous redirons donc encore ici notre cent vingt-septième proposition :

« La grossesse-remède ne doit s'ordonner qu'*in extremis*. »

Cesser l'abus il faut le vouloir...

Ce sera tout simplement vouloir ce qu'on doit et ce qu'on peut faire; c'est la volonté appliquée au devoir et à la possibilité de le remplir.

Et sans détour ce sera franchement et toujours :

Le retour aux saines pratiques.

(Avec la méthode de la règlementation, cela devient facile.)

CHAPITRE ONZIÈME

Progrès et décadence. — Conservation du sujet. Propagation du genre.

144.

Si l'on consulte les tableaux de statistique, on trouve que le nombre des naissances diminue, tandis que la population augmente, malgré toutes les espèces de manœuvres, connues ou inconnues, opposées à la conception.

Que prouve cela et que faut-il en conclure ?

145.

Il faut en conclure que l'une des lois naturelles énoncées en titre de ce chapitre est en progrès :

La conservation du sujet ; tandis que l'autre,
La propagation du genre, est en voie de malaise
et de souffrance.

146.

La population augmente sensiblement, il est
vrai, mais l'espèce dégénère.

Cela prouve que la durée moyenne de la vie
est plus considérable qu'elle ne l'était autrefois.
Ce qui ne peut être attribué, je le répète, qu'à
l'état avancé de la science, qui parvient à faire
parcourir à l'homme une plus longue carrière et
à conserver à la vie tous les êtres faibles.

Cela prouve que la génération et l'acte qui y
préside sont livrés à l'abandon et à l'arbitraire ;

Qu'on se préserve de la grossesse en vue des
jouissances seules de l'acte générateur, et non par
nécessité de position ; qu'on le fait sans règle,
sans discernement, sans besoin, en un mot, lorsqu'il ne le faudrait pas.

Cela prouve que les moyens actuels de préservation sont insuffisants, puisque beaucoup de cas
leur échappent; qu'ils sont défectueux, puisque
la progéniture acquise, dans ces circonstances,
est défectueuse elle-même. Cela prouve enfin que
la science assiste indifférente à ce spectacle, se
bornant à blâmer les abus, sans chercher, nous ne

dirons pas à les vaincre (c'est impossible), mais à les tourner, à les atténuer.

Il existe encore une autre cause d'augmentation de la population, c'est la fertilité d'un pays.

La population augmente en raison des ressources dont le pays dispose. Que ces ressources soient naturelles ou qu'elles soient importées, le résultat sera le même.

147.

C'est donc principalement à la science qu'il faut s'en prendre.

C'est à elle qu'il appartient de remonter à la source de ce mal qui, aujourd'hui, fait pour ainsi dire, partie de notre constitution ; de voir quels sont les moyens à lui opposer et à mettre en œuvre, pour rendre la progéniture meilleure et plus forte à sa naissance, afin d'augmenter ainsi la valeur de nos enfants.

Eh quoi !

Nous apprendrons le droit, la médecine, l'agriculture, l'industrie, etc., et nous négligerons l'hygiène et l'étude d'une des fonctions les plus précieuses de nous-mêmes !

Personne ne nous mettra au courant de ces choses, sous le prétexte qu'elles sont difficiles à dire ! Nous pensons que cela est tout simplement absurde.

Comment !

Nous réglerons nos dépenses, notre temps, notre vie, notre table, toutes nos fonctions, toutes nos heures, et jusqu'à nos plaisirs, nous pourrions ajouter passions ; et nous ferons une exception, et nous ne réglerons pas celle dont l'impulsion part du cervelet !

Et quelquefois aussi du cœur, il faut bien le reconnaître.

Cet aveu, de notre part, équivaut à une concession. C'est une concession, en effet, et nous irons même au-devant d'elle, puisque c'est nécessaire et tout naturel ; mais apprenez, du moins, à mieux faire !

CHAPITRE DOUXIÈME

***

Quelles sont les causes des dégradations des charpentes humaines ?

***

148.

Au nombre des causes du rabougrissement de l'espèce, ne trouve-t-on pas :

L'extension et la propagation des vices et des virus, de proche en proche, bien que ceux-ci se soient affaiblis ?

Mais ils ont gagné en nombre ce qu'ils ont perdu en intensité.

149.

On ne songe plus à l'action délétère des mariages consanguins ;

150.

Des mariages entre malades, ou gens affectés de maladies héréditaires ;

151.

A l'action discordante du trop grand écart des âges, dans le mariage ;

152.

Aux *précautions* ou moyens empiriques et mal appropriés, opposés à la conception ;
A la dissémination de l'essence vitale ;

153.

A la gêne, à la contrainte, aux fraudes dans l'union des sexes, et aux maladies qui en sont la conséquence prochaine ou éloignée, et atteignent notre espèce jusque dans sa progéniture.
(Nous passons l'alcoolisme.)

154.

Ces maladies sont déjà très-nombreuses et peuvent être empruntées à un très-grand cadre nosologique. Car des désordres peuvent se déclarer dans tous les appareils d'organes, soit chez l'homme, soit chez la femme, savoir :
Dans les appareils digestif, circulatoire et cé-

rébro-spinal ; en un mot, dans tous les grands centres.

<h2 style="text-align:center">155.</h2>

Il est cependant des maladies qui affectent plus particulièrement l'un ou l'autre sexe, et d'autres qui leur sont communes.

Ainsi, l'on rencontre, chez l'homme, par exemple :

Les maladies des voies génito-urinaires,

Les rhumatismes,

L'impuissance,

La calvitie,

Le satyriasis.

Chez la femme :

Les maladies de l'appareil générateur les névroses,

La nymphomanie.

Les maladies nerveuses communes aux deux sexes, sont :

L'ébranlement de l'intelligence,

L'épilepsie,

L'épuisement,

La confusion et la tristesse,

Le dégoût de la vie,

La démence,

L'hypocondrie,

La langueur,

La léthargie,
La lypémanie,
Et les névropathies.

156.

Car les excès et les abus ne se traduisent pas toujours et nécessairement par une désorganisation matérielle sensible ou visible.

157.

Et dans ces cas-là, c'est l'innervation qui est plus ou moins profondément atteinte.

158.

Dans d'autres, c'est la partie la plus faible du sujet.

Dans toutes les mécaniques, un inventeur habile laisse, à dessein, une partie faible, et il s'arrange de manière à ce que tous les accidents se produisent à cet endroit, prévu et préparé à l'avance. C'est ordinairement une pièce de peu d'importance.

Dans la mécanique humaine, c'est bien aussi l'endroit le plus faible qui périclite ; mais seulement, il ne nous est pas donné de le choisir à l'avance, ni d'en décliner le danger.

159.

Nous ne pouvons pas même prévoir par où nous périrons.

C'est pourquoi nous devons toujours nous tenir sur nos gardes.

Les voies de la providence sont impénétrables ; nous allons en citer un exemple sur cent mille :

Nous avons vu mourir un de nos confrères des suites d'excès vénériens.

Il fut emporté par une affection cérébrale.

Ce médecin était primitivement affecté d'une maladie de poitrine qui le rendait très-passionné.

La salacité est un des tristes apanages de cette affection, en ce qu'elle compromet, à toute époque, l'existence du sujet.

Les phthisiques, les syphilitiques et les bossus sont très-salaces.

A quoi cela tient-il ?

Nous l'expliquerons plus bas, dans les notes et renvois, à l'article : Le trio copulateur, page 247.

Il avait étudié avec ardeur pour lui-même les affections du thorax, et il était arrivé à une très-grande habileté dans le traitement de ces maladies.

Il s'en était guéri parfaitement.

Mais il ressemblait à cet astrologue dont parle Lafontaine :

« Un astrologue, un jour, se laissa choir
« Au fond d'un puits. On lui dit: Pauvre bête !
« Tandis qu'à peine à tes pieds tu peux voir,
« Penses-tu lire au-dessus de ta tête ? »

Célibataire, il prétendait, en sa qualité de médecin d'un dispensaire, que c'était là surtout, que se trouvaient les femmes jeunes, belles et saines.

Et c'est une grande erreur.

Il n'y trouvait qu'une grande facilité ; une trop grande facilité, et ce fut ce qui le perdit.

Après s'être guéri lui-même, très-habilement, de la phthisie pulmonaire, il mourut d'un ramollissement du cerveau, occasionné par des pertes ou mieux par des dépenses séminales trop fréquentes, que lui rendait trop faciles son accès dans un de ces établissements publics dont il était le médecin.

On est toujours puni par où l'on a péché.

CHAPITRE TREIZIÈME

Philosophie, Hygiène, Sélection.

Pour opérer l'amélioration de nos races d'animaux domestiques, nous en faisons une sélection sévère.

Nous ne les livrons à la lutte qu'à l'âge le plus favorable. Nous ménageons leurs forces et leur santé, leurs facultés prolifiques, dont nous réglons l'usage et la dépense.

Qui oserait dire que, dans une certaine mesure, les mêmes principes ne soient applicables à l'homme? disait Adelon.

« Loin de nous, sans doute, la pensée de mé-
« connaître ce que la haute dignité de notre
« espèce réclame de liberté pour les individus

« unis en état social ; mais la législation n'en-
« freint-elle pas les lois de la physiologie, et par
« conséquent de la nature, quand elle permet,
« par exemple, le mariage entre les personnes
« d'un âge extrèmement disproportionné, entre
« des personnes saines et des personnes atteintes
» de maladies héréditaires ?

« Avouons que, loin de chercher à améliorer,
« *on ne travaille pas même à prévenir les*
« *détériorations.* »

160.

Ces réflexions, extrèmement judicieuses, nous
ramènent sans cesse à la réglementation de
l'union des sexes, à la sélection et à l'hygiène conjugale, comme le seul moyen de régénération des espèces et des races, et de modération dans les services générateurs.

CHAPITRE QUATORZIÈME

La réglementation dans l'union des sexes.

161.

Partout, dans la nature, l'union des sexes a été réglée.

162.

Le but de cette union et de cette règle, c'est la fécondation des germes, en vue de la reproduction des types.

163.

Chez les végétaux, ces actes sont forcés, essentiels.

164.

La nature y a pourvu en déterminant l'ordre, le mode et l'époque de la fécondation.

Mais il y a de nombreuses exceptions à cette règle, et la fécondation n'a pas toujours lieu.

165.

La nature a répandu partout la semence à profusion dans tous les règnes, afin de pourvoir à ces nombreuses exceptions, et aux causes de destruction adventice.

166.

En vue de ce résultat, ses ressources sont immenses, et cependant, malgré tout, et dans tous les règnes, il y a perte d'une grande quantité de semence.

Par conséquent, la fécondation n'a pas toujours lieu.

167.

Chez les animaux, l'union des sexes procède par périodes fixes et déterminées à l'avance : les animaux ne peuvent s'en écarter, car la nature agit à ses heures, sans excitation comme sans secousse.

168.

Elle prépare et elle achève son évolution, et le rut est la conséquence forcée de cet état de choses auquel l'animal n'a, en quelque sorte, ni le désir, ni la volonté, ni la puissance de se soustraire.

Mais la fécondation n'a pas toujours lieu.

169.

Et les animaux domestiques n'ont d'autres produits que ceux que l'homme permet ou décide qu'ils puissent avoir dans ces circonstances.

170.

Dans ces règnes inférieurs, la passion est matée par une règle et un ordre souverain, invariable, immuable.

171.

Elle y est si bien organisée qu'elle ne paraît pas même y exister.

Elle y existe, cependant, comme la série dans l'évolution des astres.

Mais la fécondation n'a pas toujours lieu.

La plante incline vers le soleil et sa tige et sa feuille.

Les monstres eux-mêmes, au fond des mers, ne suivent-ils pas, en fendant les ondes, la traînée lumineuse qui les éclaire, qui les guide et qui les attire ?

Cependant la fécondation n'a pas toujours lieu.

« *Trahit sua quemque voluptas.* »

172.

Et   r quelle étrange exception, l'homme serait-il le seul être chez qui la fécondation ne saurait manquer, le seul être à qui la réglementation ne serait ni utile, ni nécessaire, ni applicable?

173.

Non.

L'homme a trop de passion pour pouvoir s'en passer.

La liberté respecte et ménage, sans doute, et nos ardeurs et nos faiblesses.

174.

Mais la nature des chose *nous enseigne l'usage*, et nous fait *craindre l'abus*.

175.

La période menstruelle nous enseigne que l'union des sexes a besoin de repos.

Elle nous enseigne à apporter la modération à

nos désirs, en même temps qu'elle sert à relever nos forces.

176.

Elle nous montre un temps d'arrêt.

C'est la figure de l'arbre de vie, duquel, à chaque retour, il est interdit de toucher les fruits, sous peine de mort, c'est-à-dire de déchéance.

Admirable figure, qui prouve la liberté et qui pose ses limites.

177.

Oui !

Vous êtes libres, et ne relevez que de votre conscience, c'est votre règle !

Votre limite est dans la nature même des choses.

Vous êtes libres !

Mais vous êtes avertis....

Si vous dépassez cette barrière, si vous enfreignez cet avertissement, vous tomberez, parce que vous aurez failli,... parce que vous aurez abusé ;

Et votre corps dégénérera ;

Et la maladie s'emparera de vous.

Comme toute vérité, cette vérité est éternelle.

Elle porte son enseignement.

Elle prouve que tout, en ce monde, a besoin de réglementation, puisque cette réserve et cette défense ne sont autres que les indices et les avant-coureurs de la réglementation elle-même.

178.

Cet enseignement prouve que nous ne devons pas laisser à l'abandon l'acte essentiel de la reproduction et qu'il a besoin d'être dirigé.

« Un usage antique et fort sage, voulait laisser respirer un peu la mariée. Trois jours de repos ce n'était pas trop. Tout y gagnait, reprenait force, croissait en désir, et la nature réparait, adoucissait, raffermissait, à la seule condition du repos » (1).

Qu'est-ce que la théorie, ou la méthode de

---

(1) Loc. cit.

direction, si ce n'est la science, qui n'arrive qu'après coup, c'est-à-dire après la pratique, après l'abus?

En effet, il faut avoir usé et abusé pour savoir reconnaître l'abus, savoir où l'on peut manquer, apprendre à connaître et à appliquer la correction.

Les lois n'ont été édictées que postérieurement aux crimes et aux délits, c'est-à-dire, après l'abus, après la chute.

Pour donner de l'homme une définition, les savants se sont mis à l'œuvre. Ils n'ont pas complétement réussi, parce qu'ils ont voulu trop généraliser.

Nous n'avons pas, certes, la prétention de vouloir reprendre en sous-œuvre ce difficile problème, qui les a tant occupés ; nous n'aurions pas, sans doute, plus de succès. Mais nous désirons établir un parallèle.

Nous nous bornerons donc à dire de l'homme ce qui suit :

Ce qui distingue l'homme des animaux, c'est

une âme d'élite, dans un corps harmonieux, un visage élevé et majestueux, dont l'expression révèle ou cache, à volonté, toutes les assions.

Ce qui le distingue, c'est la voix et la modulation des sons et de la parole ;

C'est la station debout ; c'est la masse cérébrale sous un front d'où rayonne le génie ; c'est la clavicule ; c'est la main et sa structure : le pouce en opposition aux autres doigts, qui font de cet instrument le plus agile, le plus mobile, et à la fois le plus délicat, le plus fort et le plus parfait de tous les instruments.

> Os homini sublime dedit, cœlum que tueri
> Jussit, et erectos ad sidera tollere vultus.
>
> (OVIDE.)

Tel était l'homme au début.

Dans son ensemble, avec de semblables avantages, et doué d'un sens de plus que les animaux, il était impossible qu'il ne leur fût pas supérieur et qu'il pût leur ressembler.

179.

C'est par la construction intérieure des organes qu'il a avec eux le plus d'analogie, au point de vue anatomique et physiologique ; c'est par la conscience, c'est par le libre arbitre, c'est par la réglementation dans l'union des sexes, qu'il leur ressemble le moins (1).

Et tandis qu'il les domine par l'éducation et l'expérience, par la science et le progrès, il se montre bien au-dessous d'eux par l'abus de ses organes et de ses facultés.

180.

La première règle de l'homme, ce fut la vertu, purement et simplement.

Mais la vertu a été abandonnée.

181.

Bientôt l'artifice lui a succédé, et avec lui les abus de cette liberté.

En fait d'abus, l'homme a peu laissé à désirer. La femme lui est venue en aide.

A celle-ci, il est resté sa pudeur, sans doute.

Mais, pour l'homme, cette arme-là n'est-elle pas un attrait toujours renaissant ? C'est comme une

---

(1) Malgré l'opinion de quelques auteurs qui prétendent qu'il y a un moment où l'homme, même le plus distingué, ressemble à la brute.

arme à double tranchant avec laquelle la blessure
est facile.

182.

La passion a donc été la plus forte : elle l'a
emporté.

Était-ce écrit ?

Non, certes !

Personne n'est tenté au-dessus de ses forces.
L'homme est libre, il l'a toujours été ; et nous
écrivons notre condamnation.

183.

L'homme s'est sottement dirigé. Il a perdu dans
les dérèglements du corps et de l'esprit sa plus
précieuse substance, disséminant en mainte orgie
et sa force et sa vie et ses facultés les plus nobles
et les plus précieuses.

184.

L'acte souverain a produit, sans guide, des
fruits amers. Il a donc fallu tâcher de le réglementer, sous peine de trop de dégénérescence.

Mais, ici, de grandes difficultés se sont élevées

parce que la passion s'est jointe, en cette affaire, au rôle considérable de la moralisation.

N'était-il pas, effectivement, très-difficile de s'instituer à la fois son moralisateur, son juge et son médecin?

Et ne fallait-il pas avoir véritablement un très-grand empire sur soi, pour remplir avec fruit un rôle si complexe?

Ne faut-il pas assez de raison déjà pour s'appliquer avec fruit la réglementation faite par autrui?

La tâche était impossible. Elle est devenue l'œuvre de plusieurs; c'est-à-dire que plusieurs y devaient essayer ou épuiser leurs efforts (1).

A la perte de la vertu était venue se joindre celle de la santé et de l'harmonie des tempéraments.

L'éducation, la civilisation, le luxe, la mollesse, les excès, les maladies avaient modifié nos tempéraments, créé des besoins et des nécessités nouvelles.

---

(1) A faute de persévérance et de conduite.

Le mot « Passion » qui revient si souvent sous notre plume, démontre bien que c'est là que réside une des plus grandes difficultés.

C'était à tout cela qu'il fallait penser, résister et pourvoir tout à la fois.

C'est à atteindre ce résultat qu'ont tendu nos efforts.

La réglementation des fonctions génératrices et la rectification des rapports conjugaux ont été le fruit de nos études, et le fruit de la maladie, peut-être, depuis deux ans que nous écrivons ce livre, profitant ainsi du ralentissement de notre activité (1).

185.

Cette partie de l'hygiène a pour but :

1° De diriger par la science les relations conjugales ;

2° D'éviter, par là, les abus dans l'union des sexes et les maladies qui en dérivent ;

3° De réglementer la grossesse, soit pour l'éviter ou la retarder, soit pour favoriser la conception.

Telle est l'énonciation dogmatique.

---

(1) Quant aux études, elles ont bien duré plus d'un tiers de siècle, et coûté plus de la moitié militante de notre vie.

C'est payer un peu cher un succès qui n'est pas arrivé à la fleur de l'âge.

Dans la pratique, on réglemente une fonction, toutes les fois que, par un moyen approprié et rationnel, on en dirige le jeu, de manière à obtenir d'elle, soit son repos, soit son fonctionnement dans la limite du possible ; et cela dans le but de parer à une nécessité thérapeutique qui se produit, ou dans celui de favoriser son essor normal et ses tendances naturelles.

Nous avons tracé, d'une manière dogmatique, au début de la première partie de ce travail, un cadre des contre-indications médicales de la grossesse. Ce sont les grandes divisions.

Nous sommes loin de prétendre qu'il soit parfait, qu'il soit complet, surtout, et qu'il n'y ait rien à y reprendre. Nous avons exprimé simplement notre manière de voir à cet égard, et nous reconnaissons à chacun le droit de s'établir le principal arbitre en cette matière si difficile et si délicate, tout en pensant que le *médecin de la famille* est le meilleur juge de chaque cas en particulier.

Nous avons prouvé, dans un des chapitres précédents que nous employons la réglementation en grand à l'égard des animaux domestiques. Il est inutile d'y revenir.

De ce chapitre, nous ne retiendrons que le titre : c'est la sélection.

186.

Qu'est-ce que la sélection, si ce n'est une des formes de la réglementation des fonctions génératrices?

187.

Elle est appliquée, chaque jour de la vie, chez les animaux, avec plus ou moins de discernement, selon le plus ou moins de connaissances zootechniques de ceux qui se livrent à cette application de la science.

L'idée de demander si elle est neuve ou utile ne viendrait à personne ; et son application se fait tout naturellement.

Évidemment on en retire d'excellents effets, puisqu'on améliore ainsi, depuis longtemps, des masses considérables de produits.

188.

La réglementation de la grossesse est intimement liée à la réglementation de l'union des sexes, au triple point de vue, soit de la santé, soit de l'amélioration des produits et des races, soit de la fixation du sexe embryonnaire.

La recherche et les lois des contre-indications radicales et temporaires de la grossesse tendent simplement à la réglementation de la conception et à ses effets.

Si ce mot est trouvé nouveau, la chose elle-même est loin de l'être, et nous ne la donnons pas comme telle, car elle est mise en pratique journellement avec plus ou moins d'à-propos. Seulement, elle n'est pas encore assez généralement connue ni répandue parmi nous. Des considérations pécuniaires, politiques, sympathiques ou autres viennent y mettre assez souvent leur *veto*.

Et c'est pour cela qu'il ne faut rien brusquer.

Mais, à part cela, la sélection existe déjà dans une certaine mesure. On la fait sans en parler, et quelquefois même sans s'en rendre compte, sans s'en apercevoir.

Il est certain, par exemple, qu'on hésite à contracter entre parents.

Plus éclairée, l'Église y met déjà un certain obstacle. C'est un avertissement. Cela veut dire :

Prenez garde ! et soignez-vous...

Elle ne prétend pas encore, cependant, à une interdiction radicale, puisqu'elle accorde des dispenses.

Que fait-elle, en cela ? Elle fait de la réglementation.

Effectivement, il y a des exceptions à tout, et le mot exception précède le mot réglementation.

On n'a pas encore édicté de loi qui interdise le mariage entre cousins germains, mais la question est à l'étude.

Cela veut dire qu'on cherche à introduire un règlement en cette matière.

Du reste, tout nous porte, tout nous conduit à la réglementation.

Que fait, par exemple, l'homme qui se réserve ? Que font ceux qui usent d'eux-mêmes avec modération ? Ils cherchent à bien faire ; ils essayent de réglementer l'union du sexe.

Ils tâtonnent.

Que fait celui qui abuse de ses forces, et dissipe en pure perte la liqueur séminale ? Il réglemente mal les fonctions génératrices.

Que fait la femme qui prolonge indûment l'allaitement ? Elle réglemente mal l'union du sexe. Elle en prolonge, elle en force l'usage, conséquemment elle le fausse, elle abuse.

Qu'est-ce que l'hygiène au point de vue de l'union des sexes, si ce n'est la science qui mène à la réglementation ?

Qu'est-ce que la grossesse-remède, si ce n'est

l'une des plus fortes réglementations de l'union des sexes?

Vous le voyez, sur cette pente, nous arrivons lentement, mais enfin nous arrivons.

Il est inutile de multiplier les exemples.

189.

L'hygiène nous dit que les besoins doivent être satisfaits : qu'ils existent, avec les moyens de pourvoir à leurs services.

Sans doute.

190.

Mais elle dit aussi que tout ce qui excède le besoin doit être retranché.

Ceci est fort clair.

C'est très-clair, en effet ; et chacun veut bien se réglementer ; il en comprend la nécessité, mais il ne sait comment s'y prendre.

Ce n'est pas la bonne volonté qui manque, mais c'est, jusqu'ici, la manière.

On en a essayé beaucoup ; on n'en a trouvé qu'une seule qui soit efficace, *dans un sens très-restreint*, celui de la préservation de la grossesse :

C'est l'abstention complète de l'acte conjugal.

Mais, on le comprend, l'abstention complète ne constitue pas une organisation, une réglementation. C'est bien plutôt l'absence complète ou le manque de réglementation ; et ce n'est pas surtout l'affaire de tout le monde.

En effet : ce moyen, quoique certain dans ses résultats, est presque immoral dans ses conséquences. Il a déjà été examiné et jugé. Il ne regarde qu'une des faces de la question, livrant l'époux au célibat, pour ne rien dire de pire.

On reste donc toujours, avec lui, dans l'embarras, et la question n'avance pas.

De ces embarras, sont issus, en grande partie, les mauvais procédés qui ont été déjà partiellement examinés au commencement de ce livre.

191.

Ils ont enfanté un véritable désordre, dont s'est emparé le libertinage, reculant encore leurs limites, jusque dans les idées, dans les mots et dans les faits.

Et, si l'on s'étonne qu'on n'ait pas encore évité cette confusion, c'est que la question n'a pas été portée sur son véritable terrain ; c'est qu'effectivement les uns n'ont pensé qu'à éluder la grossesse, tandis que les autres se sont effrayés de la

difficulté du problème, au lieu d'entrer franchement dans la voie des recherches et des travaux
dont *les besoins réels et naturels* demandent ou
imposent une honnête satisfaction.

Ils ont craint de descendre dans ces détails dé-
licats, tandis qu'ils ont osé, sous le masque d'une
décence hypocrite, baisser le rideau sans rien
cacher, critiquer sans rien épurer, prêcher sans
rien moraliser.

192.

Est-il donc si difficile de comprendre que, si l'on
ne préserve pas la femme de la grossesse alors
que son état de santé réclame impérieusement
cette mesure, on l'expose à la maladie, et l'on
expose la progéniture acquise, dans ces circonstances défectueuses, à être défectueuse elle-même
et entachée *pour toujours* du mauvais état de
santé de ses auteurs ?

*C'est en agissant de la sorte qu'on abâtardit
l'espèce.*

Il vaut bien mieux, dans ces cas-là, s'abstenir de la grossesse, et attendre, pour engendrer de nouveau, que l'économie soit redevenue apte à fournir des produits plus acceptables.

C'est tout simplement ce qui se pratique pour les animaux.

C'est la réglementation.

L'homme doit-il être moins favorisé que le bœuf ou le cheval ?

Et faut-il que nous posions de semblables questions ?

Dans tous les cas, pour agir, il faut que la nécessité y soit, et c'est tout simple.

193.

Mais la nécessité, dit-on, n'a pas de loi.

Ah ! par exemple !

C'est par un *simple abus* de langage que l'on s'exprime ainsi.

La nécessité, au contraire, a ses lois, comme tout en ce monde. Seulement l'homme et la nature suivent quelquefois, par nécessité, des lois et des règles opposées.

La loi imposée par la nécessité est précisément la plus impérieuse.

194.

Ainsi, par nécessité, la nature sacrifie tout à la

reproduction, tandis que, par nécessité, l'homme faible sacrifie tout à sa propre conservation.

Tout dépend donc du point de vue, et des circonstances dans lesquelles on se trouve placé.

195.

La réglementation de la grossesse ne peut être obtenue que par la réglementation dans l'union des sexes.

L'une est à l'autre ce que la servante est à la maîtresse.

La prophylaxie conditionnelle de la grossesse, c'est la préservation de cet état dans les cas *nécessaires*.

Ce sera l'objet du chapitre suivant.

Ce sera le chapitre des exceptions ; exceptions qui, par leur nombre, nous ont paru mériter une attention spéciale, et que nous avons longtemps étudiées (1).

---

(1) Voir le cadre des contre-indications de la grossesse, chap. I, page 18.

CHAPITRE QUINZIÈME

PREMIÈRE DIVISION DE LA RÉGLEMENTATION
DE L'UNION CONJUGALE

La préservation de la grossesse dans les cas
nécessaires ou réglementation et prophylaxie
conditionnelle de cet état, et quelques mots
de mise en garde contre la syphilis.

En général, on a beaucoup trop négligé l'étude
de l'hygiène, ou du moins, la partie de l'hygiène
qui a trait à l'épouse :

C'est l'hygiène conjugale.

C'est là, pourtant, que se trouve le champ des
découvertes.

196.

En effet, à dater de l'adolescence, le tempérament féminin subit d'importantes modifications, sans pour cela cesser d'être aussi sensible, délicat, impressionnable.

Les diverses fonctions de l'adolescente fournissent à nouveau des sujets d'études importants et d'un intérêt majeur.

Ainsi :

La menstruation, l'acte générateur, la conception, la suspension temporaire des règles, la gestation, l'accouchement et toutes ses périodes, la délivrance, l'écoulement des lochies, le retrait de la matrice, la fièvre de lait, la lactation, le sevrage, la menstruation de retour et les divers états pathologiques qui peuvent s'y joindre, sont une véritable pépinière à observations.

197.

En somme, l'utérus fait de la femme un être très-impressionnable, et il joue chez elle un rôle très-considérable pendant toute la période où cet organe est appelé à fonctionner.

Plus tard, il rentre dans la catégorie des organes secondaires, si toutefois on peut leur donner ce nom

La sensibilité d'organisation de la femme, ses

habitudes dans le régime, leur uniformité, le mode de vêtements ou le vestiaire, etc., viennent encore nous apporter leur contingent d'études.

L'état de stérilité de la femme sera examiné plus loin, la première partie de ce travail étant spécialement destinée à la préservation de la grossesse.

198.

Il est, du reste, bien plus difficile de favoriser la grossesse, et d'obtenir à coup sûr la conception, que de préserver l'utérus de cette fonction.

L'intermittence, ou mieux l'irrégularité de la fonction en est la cause.

199.

De même, il est bien plus difficile de remédier à la stérilité, que de préserver de la grossesse.

200.

La stérilité *réelle* de la femme est une chose très-rare : c'est un état anormal (1).

(1) Voir au répertoire alphabétique, le mot : Stérilité.

201.

L'état de grossesse, au contraire, est très-commun, très-normal, et se produirait beaucoup plus fréquemment encore, si les fonctions de l'utérus n'étaient sans cesse l'objet de toutes sortes d'attaques, de tentatives ou de traitements antirationnels.

202.

Ce sont ces essais antimédicaux et contre nature, ces tentatives vicieuses et les excès vénériens, qui ont, en grande partie, dénaturé, dégradé les tempéraments, engendré une foule de maladies ou d'états mixtes qui font, pour ainsi dire, aujourd'hui, partie de notre nature même.

203.

C'est ainsi qu'a déjà été expliqué partiellement le rabougrissement de l'espèce.

L'organisation et la mécanique humaines sont admirables, sans doute ; mais comme toutes mécaniques, elle vieillissent, elles s'usent, s'altèrent par l'*usage* et surtout par l'*abus*, et elles sont soumises à certaines lois.

Ce sont les lois de la physiologie, ou de la connaissance des fonctions des organes vivants.

Ces fonctions varient et sont différentes selon

les individus, les idiosyncrasies, et surtout, selon l'état de santé, de maladie ou de grossesse.

La réglementation des fonctions génératrices est utile et applicable dans tous les cas.

La partie hygiénique et médicale de cette méthode qui traite spécialement de la préservation de la grossesse, a été libellée à part, dans sa partie pratique, et forme une annexe intitulée :

Suites au livre : **L'Avenir du Mariage**.

Elle est aussi simple que facile à comprendre et à suivre. Elle comporte le secret facultatif.

Elle pourra être ordonnée par toutes les personnes de l'art médical (officiers de santé, sages-femmes), quand les détails en auront été publiés.

A la fin de cet opuscule, nous donnerons les indications précises à ce sujet.

(Voir la cinquième note pratique, page 267).

Pratiqué dans les conditions nouvelles qui y sont indiquées, l'acte conjugal peut être exercé sans crainte, et dans la plénitude des fonctions maritales, sans exposer la femme à la conception.

Non-seulement la méthode est sans inconvénients pour les époux, mais encore elle garantit des maladies indiquées dans les précédents chapitres.

(Nous n'avons pas la prétention de les avoir indiqué toutes.)

La plupart du temps, elle préserve aussi de la syphilis. Cette coïncidence est une chose que nous considérons comme très-heureuse, et nous ne sommes pas le seul de notre avis.

Son meilleur côté est qu'elle défend précisément le mieux des maladies les plus profondément situées, de celles dont on se méfie le moins, qui sont difficiles à constater, et qui ont besoin, pour être reconnues, de l'emploi d'un instrument particulier qui ne se manie pas sans une grande habitude.

Quelques mots de mise en garde contre la syphilis.

Le mot syphilis signifie honteux. Sa douceur euphonique est une imposture. Cette expression est connue, très-connue même, car si l'on craint la contagion, on ne craint pas de s'y exposer sans cesse.

C'est pourquoi certains détails peuvent être exposés ici avec fruit.

204.

A côté des grands plaisirs, sont les grands dangers.

205.

La syphilis affaiblit la puissance des organes générateurs, et finit par les rendre inertes, sans pour cela détruire, en aucune sorte, le désir vénérien.

De cette façon, l'homme se trouve amené à une lubricité qu'il ne peut ni réprimer ni éteindre ; situation très-incommode, fatigante et très-compromettante, qui place l'homme dans les plus mauvaises conditions de l'eunuque (1).

---

(1)   Au bord d'une fontaine
       Tircis pleurait, un jour,
       Contant ainsi sa peine
       Aux échos d'alentour :
       Félicité passée
       Qui ne peux revenir,
       Tourment de ma pensée.
  Que n'ai-je, en te perdant, perdu le souvenir !
      (Ces vers sont d'un auteur inconnu.)

206.

La syphilis imprègne de son virus toute l'économie animale, tous les fluides, tous les tissus, même les moins vitaux.

207.

Elle se propage par contagion ou contact et hérédité.

208.

Les enfants nés de parents syphilitiques pourront bien ne pas présenter, en apparence, les symptômes de cette affreuse maladie ; mais ils seront entachés d'une ou plusieurs dégénérescences, et pourront naître dartreux, scrofuleux, poitrinaires, rachitiques, etc.

D'autres fois, ce sera la syphilis à l'état secondaire qui se produira.

Enfin, pour terminer le chapitre de la préservation, et à propos de la syphilis, nous ébauchons nos dernières propositions ; et si, pour un moment, nous quittons les époux, nous ne saurions quitter notre siècle.

Il faut savoir vivre avec ses infirmités, tout en cherchant à les guérir.

209.

L'orgie, les libations, les festins prédisposent l'économie à contracter la syphilis.

L'homme se produit beaucoup trop dans la basse excitation des banquets, des libations et des fêtes de l'arrière-saison. C'est ce qui explique les si nombreuses conceptions infligées à la femme en ces temps-là.

Pitié pour ces enfants des ténèbres, pour les fils de l'ivresse, qui, à l'heure de leur conception, ont été, pour leur mère, l'occasion d'un outrage ! car, ce qui naît de l'orgie, y revient à son heure.

210.

Fuyez alors, fuyez après les libations, les occasions de débauche, fuyez les établissements publics....

Du reste, fuyez-les toujours, car il faut s'y méfier de tout, même du numéro d'ordre qui vous est assigné pour la visite de la même personne.

Une femme malade, des parents contaminés ne sauraient donner le jour à un être bien portant, par analogie à cet axiome bien connu :

Personne ne peut donner ce qu'il n'a pas.

Par contre, nous avons vu des enfants naître contaminés, emportant et gardant pour eux-mêmes la maladie vénérienne de leur mère, qui en fut ainsi délivrée.

Nous avouons, par exemple, avoir vu ces faits sans pouvoir nous les expliquer.

211.

Mais, à mourir de la syphilis, les femmes sont bien plus dures que les hommes.

La puissance, la résistance et la vitalité des organes féminins sont tels, que plusieurs auteurs prétendent que la femme peut accoucher seule, même après sa mort.

Il semble que toute la force de la femme se soit réfugiée dans l'utérus et ses annexes.

Les femmes sont douées également d'une grande puissance de résistance contre les efforts destructeurs du virus.

C'est ainsi que nous avons vu plusieurs fois mourir des hommes qui avaient contracté de leurs femmes la maladie vénérienne, tandis qu'en ville, la femme, guérie, ou non, continuait ses ébats scandaleux.

Nous avons vu, notamment, un très-brave ouvrier succomber à la même affection communiquée par sa femme.

A bout de ressources, et exténuée d'une vie abominable, cette créature nous arrive à l'hôpital, et en sort guérie, quelques mois plus tard, plus fraîche et plus fringante que jamais.

C'est très-édifiant, et surtout fort moral !

Qu'on veuille bien nous pardonner cette ironie, car nous usons rarement de cette arme, pour laquelle nous avons peu d'affection.

Nous avons vu des exemples plus tristes encore que nous ne pouvons citer ici, par suite de considérations étrangères à notre sujet.

Nous pouvons dire, toutefois, que nous avons vu mourir de la syphilis, par imprudence, un jeune confrère qui, dans un accouchement, avait contracté, par une écorchure à la main, cette redoutable maladie.

Et nous nous rappellerons toujours que la lettre de faire part que nous reçûmes, à l'occasion de la naissance, se terminait ainsi, selon l'usage de l'époque :

« La mère et l'enfant se portent bien. »

Ce mensonge est passé à l'état de vérité. Il y a bientôt trente ans de cela, et l'on peut dire maintenant, avec plus de vérité qu'alors :

« La mère et la fille se portent bien. »

212.

Nous n'ajouterons plus qu'un mot, pour expliquer comment la femme contaminée qui se livre, malgré son état de santé, résiste tant aux efforts du virus vénérien.

Cela tient à plusieurs causes.

Et d'abord, il faut dire, qu'en général, la femme résiste *beaucoup*, parce que ses organes ont été très-puissamment construits, et cela, *ad hoc*, c'est-à-dire, en vue de la reproduction.

Mais, dans l'espèce, c'est spécialement parce que les syphilitiques ne prennent plus aucune espèce de *précaution*, qu'ils accomplissent l'acte dans sa plénitude, et que par le seul fait de la reprise des procédés naturels (ou du retour aux saines pratiques), ils ramènent tout naturellement le calme dans les appareils générateurs, et, par suite, dans l'économie tout entière.

Cela tient encore à ce que le *bain local de semence* éteint l'orgasme et l'incitation de l'acte générateur, à la fréquence duquel les syphilitiques sont extrêmement exposés, par la nature même de leur maladie, qui exalte, surtout dans les états aigus, le désir vénérien, par suite de la sensibilité des organes.

C'est la nature, qui ne veut rien perdre de ses droits, et qui, en vue de la reproduction, prend ses précautions contre la dégradation de ses précieux organes.

213.

Enfin, c'est que la liqueur spermatique, naturellement répandue sur la surface génitale, y fait l'office de contre-virus, et qu'elle vient ainsi merveilleusement en aide aux dépuratifs, dans le traitement de cette maladie.

De ces faits, la conclusion est simple.
La voici :

C'est que la liqueur séminale ne doit jamais être dissipée.

« Le remède, souvent, est à côté du mal. »

Comme on le voit, tout cela est très-simple, et découle toujours du même principe.

La nature poursuit invariablement les deux buts suivants :

1° La conservation du sujet,

2° La propagation du genre.

Tous les organes sont, pour elle, d'une très-grande importance ; mais ceux qui sont affectés à la nutrition et à la génération passent avant tout.

C'est ainsi que la nature opère avec une très-grande rapidité la cicatrisation des plaies des gencives, de la mâchoire, de la langue et de l'intérieur de la bouche, en vue de la nutrition ou de la conservation du sujet.

Mais, quand il s'agit, pour elle, de la propagation du genre, et que le sujet, par conséquent, est à l'âge où cette fonction peut être utilement

exercée, c'est bien autre chose encore, la nature
y consacre tous ses efforts, y met toute sa puissance.

La nature, en mère sage, et surtout prévoyante,
balance sans cesse la conservation du sujet et la
propagation du genre.

La conservation du sujet est calme et durable ;
la propagation du genre est plus ardente, et, lorsqu'il lui arrive d'être gênée ou contrariée dans
ses vues,

(Et dans ce siècle, cela lui arrive souvent, pas-
sez-nous l'expression),

Elle profite, pour ainsi dire, des moindres
occasions, des moindres écarts de sa tutelle.

Rien, pour elle, de plus contraire, rien, si l'on
peut s'exprimer ainsi, ne l'irrite, ne la contrarie
autant que la perte de la semence.

Elle a fait, de la semence, l'objet de toutes ses
affections, et elle l'applique avec ardeur *surtout,*
c'est-à-dire avec fruit, à la restauration du sens
générateur.

C'est avec le sperme qu'elle procrée ; c'est avec
le sperme, et par résorption, qu'elle répare la machine humaine.

Aussi en punit-elle sévèrement les déperditions,
et l'homme en reçoit-il le châtiment immédiat par
la dégradation de ses organes.

Loi sévère, mais juste.

Punition rigoureuse, implacable, mais juste,
normale, nécessaire,

(Dans le sens philosophique de ce mot).

Malheureusement, c'est la femme qui porte le
plus lourdement la peine du péché : ·

Pour *elle* la nature est sévère, car *elle* n'échappe
jamais, *elle* est toujours la plus e ngagée .

(Cela est dur, mais vrai, mais grave,

C'est la loi du mariage),

Tandis que l'homme, jeune surtout, passe un
peu plus légèrement qu'*elle* ;

Les frais de sa réparation sont pris sur la masse.

La préservation des maladies secrètes et la méthode de la préservation de la grossesse se prè-
tent un mutuel appui. Nous sommes donc très-
heureux de la coïncidence qui existe dans les
moyens de préservation aussi bien que dans le
rapprochement des organes.

Nos procédés de défense contre la syphilis ne
sont pas parfaits, c'est-à-dire infaillibles, nous en
faisons l'aveu ; mais il n'en existe encore aucun
qui ait ce caractère d'infaillibilité.

D'ailleurs, nous avons cru devoir tout sacrifier à la certitude de la non-conception, et regarder la syphilis accessoirement entre époux (1).

La syphilis peut être considérée à deux points de vue :

1° Comme maladie locale ;

2° Comme maladie générale ou constitutionnelle.

C'est ce dernier état qu'on appelle l'infection.

La préservation de cette maladie est facile ou difficile selon la période à laquelle on a affaire. Lorsqu'il s'agit de se défendre contre la deuxième période, la difficulté est plus grande, parce que la maladie qui a ce caractère peut être communiquée par tous les points de la périphérie du corps ;

Parce qu'un simple attouchement, un seul baiser peut suffire à la communication du virus ;

214.

Parce que le simple contact d'une muqueuse ou

(1) Cette manière d'envisager les choses nous a paru morale.

d'une partie dénudée, contre des surfaces contaminées, ou qui ont eu avec elles un rapport, même
de peu de durée, suffit pour contracter l'infection
ou la communiquer.

215.

La maladie ne se déclare pas toujours à l'endroit qui a servi à son introduction. Souvent, au
contraire, elle se transporte, par la voie de la circulation ou de l'absorption, dans un lieu d'élection
très-éloigné,

216.

Et la forme qu'elle y affecte peut être très-différente de celle qui y a donné naissance.
C'est un véritable Protée.
Combien de ménages, combien de consciences
ont été troublés, ont été trompés par ce trom-
peur !

La rétrocession de cette maladie est, comme on
le voit, très-intéressante, et digne de toute l'attention des praticiens.
Sa prophylaxie aurait de grands avantages, à
l'instar de la vaccination, puisqu'elle aurait pour

conséquence, non-seulement la conservation actuelle de la santé, mais encore l'obstacle à l'extension du virus vénérien, à la dégradation des tempéraments et des charpentes humaines.

C'est ici qu'il faut appeler les découvertes.

On y a déjà travaillé, mais il reste encore à faire,

> « Et ce champ ne se peut tellement moissonner,
> « Que les derniers venus n'y trouvent à glaner. »
>   (La Fontaine.)

En communiquant à nos lecteurs, comme on le verra dans la partie pratique de cette œuvre, nos moyens de défense contre la syphilis, nous payons une dette à la reconnaissance. Car c'est à la direction de nos études médicales pendant notre séjour à l'hôpital des vénériens de Paris que nous devons les procédés de préservation qui seront exposés dans l'annexe de cet ouvrage,

Suites au livre : **L'Avenir du Mariage.**

Il est certaines craintes qu'il est d'ailleurs salutaire d'inspirer, et notre service a été pour nous-même, il y a trente-cinq ans, le meilleur et le plus sûr préservatif.

Quelques années auparavant, une voix chère et pleine d'émotion disait à un jeune homme, qui quittait le village pour aller seul, à vingt ans, continuer à Paris ses études médicales :

Adieu, mon ami, aime Dieu, et fuis la vérole !

La crainte de mal faire est presque le commencement d'une bonne action.

Plus poétique, sa mère ajoutait tout bas, avec Puget :

> Travaille bien, fais ta prière,
> La prière donne du cœur !
> Et quelquefois, pense à ta mère,
> Cela te portera bonheur.
>
> Adieu, mon fils, adieu,
> A la grâce de Dieu !

Et effectivement, à l'âge de vingt ans, et seul à Paris, un jeune homme, un enfant, est à la garde de Dieu.

CHAPITRE SEIZIÈME.

Avantages de la méthode de la réglementation de l'union conjugale, et de la phophylaxie conditionnelle de la grossesse.

La méthode de la réglementation des fonctions génératrices, et particulièrement la division qui traite de la préservation de la grossesse, possède des avantages importants tirés des ordres matériel et moral.

Elle écarte, en grand nombre, les maladies des organes sexuels de l'épouse, et surtout celles si graves et si fréquentes qui dépendent de la sécheresse des parties génitales, c'est-à-dire, de la privation, après le coït, de leur lubréfaction par le fluide spermatique.

Sous ce rapport seul, ses services sont considérables.

Bien qu'elle ne constitue ni une médication ni un remède, à proprement parler, elle évite néanmoins les inflammations résultant d'actes et de frottements trop prolongés et répétés, sur le col de l'utérus, et, par ce fait, elle atténue l'inconvénient du défaut de proportion des organes des deux sexes.

Elle évite presque constamment la syphilis, la calme toujours, comme elle calme généralement toutes les maladies des organes générateurs.

Elle assure la plénitude et la régularisation des rapports sexuels et des fonctions maritales ;

En sorte que les époux, qui ont le malheur d'être affectés de contre-indications pour la grossesse, n'ajoutent pas, du moins, à ce grave inconvénient, ceux non moins graves, soit de la privation de leurs fonctions, soit de leur accomplissement anormal, et conservent la possibilité de les exercer de la manière la plus naturelle possible.

L'amélioration de la santé de la femme ou sa continuation sont la conséquence de son emploi. Et ce fait est capital pour l'épouse d'abord, et ensuite au point de vue général et hygiénique, à cause de la modification qui apporte à la constitution des produits de la conception, et aussi à cause de son influence sur la formation du sexe de l'embryon.

Tel est son rôle médical ou hygiénique.

Passons maintenant aux considérations morales, qui ne sont pas moins importantes.

Elle a la plus heureuse influence sur le caractère de l'épouse, aigri par les souffrances que détermine l'usage des procédés connus de préservation, sans qu'il soit toujours possible de se rendre compte de leur nocuité, ou mieux, sans qu'on pense à les attribuer à leur véritable origine, à leur véritable cause ;

Dans ces conditions de malaise, l'épouse ne saurait avoir de désirs et bien accueillir son mari :

Ces cas sont nombreux.

Elle tend à moraliser le mari, en lui enlevant tout prétexte plausible d'égarement, et contribue ainsi, pour sa part, à l'harmonie du ménage :

En annonçant cette vérité nous espérons être utile et agréable à plusieurs (1).

Elle tend à l'augmentation de la population.

---

(1) Plusieurs est des deux genres.

Tels sont les principaux avantages de la méthode, ou, du moins, de cette première partie de la méthode (que nous sommes obligé de fractionner jusqu'à son entière publication.)

Examinons maintenant, non pas ses inconvénients, mais ceux qui pourraient résulter de son application intempestive.

Nous savons qu'il n'est pas d'usage de faire soi-même la critique de son œuvre, et, si nous l'entreprenons ici, c'est avec l'espérance de la voir sortir victorieuse de cette épreuve.

Et puis, nous tenons à rester jusqu'au bout fidèle au titre de notre livre :

L'Usage et l'Abus.

C'est pourquoi nous voulons, à côté de l'usage, définir aussi l'abus de la méthode.

Ce sera son application inopportune, son extension à des cas déterminés ou qui ne nécessitent pas son emploi. Ce sera l'action d'éluder la grossesse, au lieu de chercher à l'éviter correctement pour des motifs avouables ou nécessaires.

Mais d'abord, demandons-le, peut-on taxer

d'inconvénient le mauvais emploi ou l'abus d'une chose bonne en elle-même?

Nous ne le pensons pas ; et n'en serait-il pas ainsi d'un bon instrument qui, dans des mains inhabiles ou mal intentionnées, ferait une mauvaise besogne?

L'inconvénient ne serait-il pas dans la main directrice, plutôt que dans l'instrument lui-même? et faudra-t-il, pour cela, priver la science de son emploi?

Non.

La seule objection que puisse faire, à première vue, un esprit prévenu ou qui n'est pas au courant, ce serait la crainte de voir, par suite d'abus, diminuer la population.

On verra, par la cinquième note pratique, que l'auteur a pris ses mesures pour que l'emploi de sa méthode fût toujours précédé d'une ordonnance, afin d'éviter jusqu'au semblant d'un mauvais symptôme.

Les abus ne sauraient donc se glisser, en cette affaire, que très-exceptionnellement, et par l'intermédiaire des personnes de l'art médical, supposition tout à fait inadmissible.

Il faudrait supposer pour cela que tout le corps médical fût capable ou complice d'une mauvaise action.

Le corps médical ne tient-il pas en ses mains,

et sans en abuser, des intérêts bien plus grands que ceux de quelques grossesses illicites?

Il est facile de comprendre que cette objection n'a pas de portée.

Mais nous voulons aller plus loin, et supposer l'abus facile. Il ne pourra toujours être qu'une exception sans objet au point de vue de la population ; et nous soutenons que cette crainte, qui reste toujours la même pour tous les moyens possibles en usage aujourd'hui, est ici, non-seulement sans fondement, mais encore nous prouverons que, par *l'emploi régulier de la méthode et non par le nombre des exceptions, ce sera l'effet contraire qui se produira, c'est-à-dire que la population sera plus forte, plus nombreuse et mieux constituée à sa naissance.*

Ce résultat, dont l'énonciation peut paraître aujourd'hui paradoxale, sera cependant et nécessairement atteint par l'effet de l'application régulière de la méthode qui maintient la santé dans les appareils génitaux, et par suite, dans la constitution des époux et celle de leurs descendants.

Nous disons les descendants, car il faut éloiguer l'idée d'une fraude constante comme étant tout à fait exceptionnelle.

Telle femme qui, aujourd'hui, fraudera, sans se rendre de sa faute un compte bien exact, et parce qu'elle croit ne pas pouvoir faire autrement ;

demain, mieux instruite de sa position et de ses
ressources, consultera son médecin, et rentrera
dans le devoir (1).

Telle femme aura besoin de se reposer pendant
un temps plus ou moins long, qui serait très-
malheureuse et désolée si elle savait, qu'au bout
de ce temps, elle risque de devenir inerte ou malade ; et ces phénomènes se produisent fréquemment aujourd'hui avec les procédés en usage, et
sans consultation.

Il est utile qu'on le sache : beaucoup de femmes
sont, sans s'en douter, dans le cas de la préservation. Le but de cet opuscule est de les y faire réfléchir et d'éviter les abus.

Avec la réglementation, qui entraîne avec elle
le retour aux saines pratiques, nous reviendrons
à un état plus matériel, mais aussi plus normal,
au temps d'autrefois.

> Grosse gaîté, gros ton, gros rire,
> Grosses dondons, gros amoureux,
> Gros appétits, grosse satire,
> Tout était gros chez nos aïeux.
>   Grosses mamans,
>   De gros enfants,

(1) Il nous est arrivé maintes fois d'être consulté, avant la
révision, par de jeunes conscrits, et de leur découvrir des cas
d'exemption auxquels ils ne pensaient nullement, et qui étaient
parfaitement suffisants pour les faire réformer.

> Maris joyeux,
> Vigoureux,
> Temps heureux !
> Revenons-y, j'ose prédire
> Que nous nous en trouverons mieux.
>
> (AUTEUR INCONNU) (1).

Nous savons parfaitement qu'il est difficile, sinon impossible, de trouver une chose quelconque qui soit exempte de tout inconvénient et ne présente que des avantages.

Ce n'est donc pas en ces termes que le problème doit être posé ; et pour se trouver dans de bonnes conditions, il suffit simplement que l'inconvénient du moyen soit dans l'abus, et l'avantage dans l'usage.

Telles sont, du moins, les conditions ordinaires.

Dans la nature, tout existe : le bien y est à côté du mal.

L'instruction serait peut-être la seule chose au monde qui fût exempte de tout inconvénient ; et c'est elle qu'il faut appeler à son aide, pour répandre la lumière sur des sujets qui sont restés entourés d'obscurité.

---

(1) Toutes nos citations sont faites de mémoire. Nous tâchons qu'elles soient exactes.

Mais nous n'avons gardé la mémoire que des noms des auteurs classiques. Ce n'est pas la mémoire du cœur qui doit faire défaut.

H. M. GOURRIER.

C'est pourquoi, nous ne saurions trop répéter : que « le conseil du médecin doit *toujours* précé- « der toute détermination, ne dût-il être que mo- « ralisateur. »

Il ne faut donc pas enrayer le progrès, arrêter les élans spontanés de la science, étouffer son mouvement ascensionnel, et priver ainsi les hon- nêtes ménages de son bénéfice.

N'abuse-t-on pas des meilleures choses ? Qui donc oserait interdire le boire, parce que les excès de boisson font journellement des victimes ? in- terdire le plaisir parce qu'on en abuse ?

Certes ! le plaisir est une bonne chose, le tra- vail est une excellente chose, et cependant, l'abus de ces bonnes choses constitue un des éléments les plus destructeurs de l'homme.

Lors donc que, franchissant les limites de la propriété privée, les procédés et la méthode de la réglementation tomberont dans le domaine public, quelques abus pourront peut-être alors se produire exceptionnellement là comme ailleurs ; mais ils trouveront encore là plus qu'ailleurs leur correctif, dans leurs résultats hygiéniques, et dans certaines considérations sociales d'un ordre élevé.

La méthode, sans doute, n'anéantira ni les frau- deurs ni les abus.

Si elle anéantissait les fraudeurs (Dieu nous en

préserve !) elle anéantirait du coup la bonne moitié du genre humain.

Il vaut mieux vivre avec ses infirmités que de ne pas vivre du tout.

La méthode n'aura certainement de ce côté qu'une influence très-favorable, et essentiellement moralisatrice, car elle abolira les réticences conjugales.

Il ne faut pas faire le procès de son siècle, ni prétendre que nous valons moins que nos aïeux, bien que cette controverse se soit souvent élevée.

> *Laudator temporis acti.....*
> *Se puero...*

disait Horace. Il est certain, au contraire, que toutes les tendances actuelles sont à la moralisation des masses.

C'est à l'instruction et à l'éducation surtout que nous devons ce progrès (1).

---

(1) Horace, en ce temps-là, n'avait peut-être pas bien tort.

Car, c'est bien à Rome que la licence sexuelle était poussée jusqu'au paroxysme; et le mauvais exemple venait de haut, puisqu'il partait des empereurs.

Beaucoup de dames mariées, pour échapper à la loi qui punissait l'adultère, allaient alors se faire inscrire sur les regis-

Avec ou sans la méthode, on fuira, demain comme aujourd'hui, une grossesse illicite ou non, et l'on cherchera à s'en garantir pour les mêmes motifs et par tous les moyens possibles, mais avec cette différence que, par la réglementation, on anéantira tous les états morbides qui sont la conséquence forcée des procédés actuels de préservation.

Quand une découverte nouvelle se produit, il est impossible d'en mesurer de suite toute l'étendue, d'en calculer toutes les conséquences.

Maintenant, la provocation magistrale à l'avortement n'aura plus de raison d'être ; ses dangers seront conjurés.

Aujourd'hui, l'état précaire de la santé de l'épouse éloigne du mariage un certain nombre de personnes, par la crainte fondée des maladies aussi graves que nombreuses dont sont assaillis ses organes générateurs, et quelquefois son entière économie.

tres de la prostitution, régularisant ainsi le désordre de leur conduite ;

Si bien que le sénat fut obligé d'intervenir, et d'édicter des lois pour s'opposer à la dissolution des mœurs des femmes, réglementer leur inscription, et déterminer les conditions sociales dans lesquelles elles étaient autorisées à trafiquer de leurs charmes.

TACITE, Annal.. 2, p. 85

Mais le retour aux saines pratiques, que la méthode de la réglementation entraine forcément avec elle, mais l'état de calme et de bien-être que procure une fonction régulière et régulièrement accomplie, n'exerceront-ils aucune influence sur les personnes indécises ou timorées dont nous parlons?

On craindra moins le mariage dans ces conditions.

Ce sera long, mais le temps est un grand maître.

Et qui sait si la nombreuse cohorte de ces gens qui vont peupler aujourd'hui les tours de naissances déclassées, ne pensera pas dorénavant qu'elle serait, en somme, beaucoup plus heureuse d'accepter une famille, et de profiter ainsi de l'heureuse influence du mariage sur la durée de la vie humaine?

Ne peut-on prévoir, au contraire, que, de ce côté, la méthode apportera encore son grain de sable à la sécurité de la société, à la morale publique?

Alors, elle sera passée dans la pratique, et acceptée comme étant le meilleur, si ce n'est le seul moyen de régénération qui soit à notre portée.

Tel est, avec Michelet, notre *Credo*.

Nous en avons un.

Nous avons foi, fortement.

— Belle merveille ! direz-vous.

— Oui , madame, belle et très-récente.

C'est la foi dans la raison, c'est la foi dans l'observation, c'est la foi dans la chose prouvée.

Voulez-vous savoir le secret du *crescendo* de l'activité moderne, qui fait que, depuis trois cents ans, chaque siècle agit, invente infiniment plus que le siècle qui précède?

Cela tient à ce que, sous nos pieds, s'affermit la certitude. La vigueur de notre action augmente par la sécurité que nous donne un sol plus solide.

Au seizième siècle Montaigne doutait ; je l'excuse encore : l'ignorant ne soupçonnait pas l'affermissement d'esprit que donnaient déjà les grands précurseurs. Pascal, au dix-septième siècle douta, parce qu'il voulait douter : par Galilée et tant d'autres, le terrain était solide.

Aujourd'hui trente sciences nouvelles, bâties de milliards de faits, observés et calculés, ont fait de ce terrain un roc. Frappez du pied fortement, ne craignez rien, c'est le roc inébranlable du vrai.

A ceux qui professent le doute, je dis : Combien votre doute vous rapporte-t-il ?

RÉSUMÉ DE LA PREMIÈRE PARTIE

De la réglementation de l'union conjugale

ou

CONCLUSION

Dans la première partie de ce travail, que nous avons cherché à rendre aussi condensé que possible, nous croyons avoir fait ressortir quelques faits qui, s'ils ne sont nouveaux, sont du moins appréciés et présentés sous un jour qui n'est pas habituel :

1° Le tort que porte le mari à la santé de sa femme, ainsi qu'à la sienne, par la dissémination de la liqueur prolifique, ou les pratiques vicieuses ;

2° Le retour à la santé, coïncidant avec le retour aux saines pratiques ;

3° Le rôle favorable et considérable de la liqueur spermatique examiné en dehors de la conception, et considéré seulement au point de vue

du calme qu'elle apporte aux organes générateurs
et à toute l'économie après l'acte de la génération,
ainsi qu'à tous les états morbides dont peuvent
être atteints les appareils sexuels de l'épouse ;

4° Le classement ou la prédominance des fonctions dans le rôle que la nature est appelée à
jouer, aux divers âges de la vie, en vue : 1° De
la conservation du sujet, 2° De la propagation du
genre ; Et l'influence de cette loi sur les moyens
d'action, le traitement et la réglementation des
fonctions génératrices ;

5° La réciprocité d'action des mucosités des
membranes des deux sexes, soit pour le maintien
de la santé, soit pour l'apaisement de l'irritation
après l'acte générateur ;

6° Enfin, la nécessité d'un moyen certain pour
la préservation et le règlement des grossesses.

Et nous proposons le remplacement des moyens,
ou mieux des abus actuels, par une méthode facile
et raisonnée, inoffensive, bienfaisante même, et
précédée de l'avis d'une personne de l'art médical.

Nous ajoutons maintenant qu'il n'est pas raisonnable de livrer au hasard, c'est-à-dire à une
décision mal motivée ou à des pratiques vicieuses, un de nos actes les plus importants, et nous
croyons qu'il y a lieu de le réglementer.

Nous espérons avoir apporté la conviction dans l'esprit de nos lecteurs.

A ce sujet, nous nous sommes appliqué à rechercher tous les cas qui méritent l'exemption et la préservation de la grossesse.

En un mot, nous nous livrons à l'examen et à la dissertation du chapitre des *exceptions* à la règle, attendu que celles-ci, par leur nombre, méritaient une attention spéciale.

La règle sera, à son tour, examinée dans la deuxième partie de ce travail.

A ce sujet, la question de préséance pourrait se traduire et même se confondre en une question de moralité, s'il y en avait d'autres.

En effet : s'il est urgent de réduire, sinon de détruire les abus, urgent de tourner la difficulté, sinon de la vaincre, les questions de la régénération de l'espèce, de la reconstitution des tempéraments, de la restauration des charpentes humaines sont-elles de celles qu'on puisse reléguer au second rang ?

Est-il plus pressé et plus important d'avoir des enfants à la diable que de les avoir beaux ?

Nous pensons que, dans le temps, et lorsque la pratique de notre œuvre se sera générali-

sée, des volumes entiers paraîtront sur cette matière, qui apporteront une masse de faits confir-
matifs de nos propositions, et viendront creuser
ce premier sillon, affirmer cette œuvre.

Nous terminerons ce résumé par une simple
réflexion de philosophie pratique.

Nous nous sommes quelquefois posé la question
de savoir quel était, de ce monde, l'agent le plus
destructeur, de la diffusion de la semence, de l'a-
bus des plaisirs, de l'extension et de la dissémination des vices et des virus ?

De tout cela, sans doute, un peu, nous sommes-
nous répondu : chaque élément doit y contribuer
pour sa part, et dans son ordre d'exposition, le
mauvais emploi de la semence plus qu'aucun autre, c'est évident.

Mais il existe, de par le monde, un autre agent
qui prime tout cela, et dont les ravages, déguisés
sous les dehors les plus séduisants, sont tout simplement désastreux.

Cet agent, le plus destructeur de notre temps,
sans contredit, c'est le luxe ;

Le luxe, qui tue plus d'enfants et cause plus de
maux que la peste et la guerre ; le luxe, qui mène
à la mollesse, à la paresse, à l'orgueil, à la dé-

bauche, à la déraison, à l'indiscipline, à la ruine de la santé, de la bourse et des sens.

Rien comme le luxe de la femme ne pousse l'homme au célibat, et le célibat a été caractérisé.

L'argent produit; le luxe dévore, il mène à tous les abus.

Loin de nous, pourtant, la pensée de nous ériger en moraliste, à propos de questions qui semblent s'éloigner de notre sujet ; mais de cette croisade contre les abus, tout ce qui s'appelle luxe ne pouvait se retirer que meurtri.

Aussi ne pouvons-nous résister au désir de citer ces paroles, qui nous ont été dites par des personnes censées, et qui déplorent comme nous les tendances actuelles :

« Soyez modestes, économes et laborieux, et vous aurez de quoi nourrir vos enfants.

« Soyez religieux, et vous ne ferez pas passer vos droits avant vos devoirs.

« Les familles les plus fortes ne sont pas les moins prospères.

« Lorsqu'on n'a qu'un enfant on le gâte, *quelquefois on le perd*.

« Dans une nombreuse famille, au contraire, l'ordre s'introduit, la discipline s'établit, et chacun reste à son poste ; l'économie et le travail y règnent, *l'éducation en fait les mœurs et les honneurs*, la *religion* s'   pratique.

« Après cela, ou avec cela, la prospérité n'a jamais fait défaut. »

Nous avons exposé quelques-uns des avantages de la méthode de la réglementation des fonctions génératrices ; mais il en est plusieurs que nous avons passés sous silence.

Nous prions le lecteur de considérer que la matière que nous avons traitée est d'une délicatesse extrême, et nous lui demandons un peu d'indulgence pour ce premier essai.

Nous savons que nous n'avons rempli qu'une partie de notre tâche, et qu'il nous reste encore beaucoup à faire.

Mais nous savons aussi qu'il est des choses dont la nature du sujet nous interdit le développement.

On nous saura peut-être, dans la pratique, gré de notre discrétion.

Mais si, après avoir pris connaissance de ce travail, quelques personnes sont déçues, si elles en demandent le but, nous les plaindrons ; c'est qu'elles auront ici cherché en vain les incitations des autres ouvrages du même genre.

Nous ne les suivrons pas dans cette voie.

Aux esprits sérieux, élevés, le but capital de cette œuvre n'aura pas échappé (1).

Permettez-nous donc de répondre à ce grand défaut de notre siècle, à l'impatience :

C'est assez de savoir, à cette heure, ce que vous savez.

Livrer ici, au public, *ex abrupto*, les détails de la méthode de la préservation de la grossesse serait une imprudence ; ce serait ouvrir la porte aux abus. L'esprit général en serait surpris, par cela qu'il n'y est pas suffisamment préparé.

Plus tard, je le sais, on se placera à un autre point de vue, et il en sera, de cet objet, comme de tous, comme de la liberté, par exemple, qu'on accorde au fur et à mesure qu'on est jugé assez mûr pour en user sans en abuser.

____

(1) V. au Répertoire alphabétique, au mot Population.

Dans un avenir prochain, les avantages de la méthode seront, je l'espère, assez manifestes pour retirer les entraves actuelles et laisser à son essor toute la latitude possible.

Tout vient à point à qui sait attendre.

A chaque chose, à chaque temps, son progrès.

Laissez mûrir cette liberté.

« L'œuf éclora sous un rayon des cieux. » (Ber).

LE TRIO COPULATEUR

PHTHYSIQUES — RACHITIQUES — SYPHILITIQUES

Les phthysiques, les syphilitiques et les rachitiques sont très-lubriques ; à quoi tient leur salacité ?

Il faut en chercher la cause dans une des grandes lois de la génération qui pousse chaque individu à pourvoir à son remplacement, lors, surtout, qu'il est atteint par un vice qui compromet gravement la propagation du genre, ou qui pousse à la dégénérescence de l'espèce.

Ces besoins, ces ardeurs et cette tendance continuelle à la reproduction sont un mauvais signe, et un symptôme du plus fâcheux augure pour ceux qui en sont atteints.

Il n'en faut pas tirer vanité, ni envier à personne l'exagération de cette ardeur copulatice, car elle est généralement le triste apanage des gens dont les jours sont comptés.

En effet : ce n'est pas sans motifs ou raisons graves que la nature, chez ces gens-là, se montre si pressée de se reproduire (1).

En général, il est naturel que, dans l'âge mûr, l'homme ne soit occupé qu'à conserver sa santé.

Après avoir pourvu, dans l'âge adulte, et dans une certaine mesure, à son remplacement, cet objet, pour lui, devient plus tard fort secondaire.

---

(1) Un homme sensé, l'un de mes professeurs de langue latine, disait, en manière de digression, à ses élèves qui expliquaient alors les églogues de Virgile (*Malo me Galatea petit, lasciva puella*, etc.) : Messieurs, vous ne deviendrez des hommes qu'à la condition que vous conserverez intacte jusqu'à vingt-un ans votre robe d'innocence.

Il le disait d'après Jean-Jacques Rousseau, qui ajoute que : le jeune homme, dans ces conditions, est le plus généreux, le meilleur, le plus aimant et le plus aimable des hommes.

Madame de Staël pousse la chose plus loin encore, dans *Corinne* :

« J'ai vu, dit-elle, la conduite la plus austère et la plus pure développer dans un homme une inépuisable tendresse. Je l'ai vu, jusque dans la vieillesse, conserver une virginité d'âme que les orages des passions et les fautes qu'elles font commettre auraient nécessairement flétries. »

C'est alors que l'amour paternel prend tout son développement, car c'est à la lignée qu'est réservé tout l'avenir de la famille.

Loi sublime, qui dégage peu à peu la pensée de l'homme des objets matériels et terrestres et des préoccupations secondaires de la vie actuelle, pour diriger ses regards vers les horizons infinis.

———

Après avoir lu cet article, on se demandera peut-être, sans réflexion, quel en est le but.

Il est bon qu'on se rappelle qu'il n'est pas, dans la nature, de fait, même minime, qui n'entraîne après lui de très-grandes conséquences.

Cet article s'adresse à beaucoup de personne Il est très-important au point de vue de la grossesse, et de la facilité avec laquelle engendrent les personnes désignées sous son titre.

Il est bien peu, pour elles, de terres infertiles ;

Et l'on en déduira, en temps et lieu, les conséquences.

Cet article s'adresse aux familles, aux institutions. Il est, pour celles-ci, d'une utilité et d'une moralité non moins grandes. C'est la mise en garde contre certaines vocations on des inations derniè-

res des enfants, et ce, dans le but d'éloigner
ceux-ci des professions dont l'exercice se trouverait en désaccord complet avec la constitution ou
les états défectueux dont les effets viennent d'ê-
tre signalés.

PREMIÈRE NOTE PRATIQUE

Relative à la classification des maladies considérées dans leurs rapports avec la conception.

La classification relative aux simples retards à apporter à la grossesse, à ses contre-indications temporaires, comprend les cas qui demandent seulement le règlement de la grossesse, c'est-à-dire la préservation de cet état pendant un temps plus ou moins long.

Cette classification n'a rien d'absolu ni de rigoureux. Mais il faut une règle en toute chose, je l'ai dit assez.

Celle que nous avons choisie pourra être modifiée sans inconvénients selon l'impression du praticien ou l'intérêt sanitaire des familles.

Ceci peut être facilement saisi ; et cette observation a surtout pour objet principal le classement des mariages consanguins, qui constituent un état intermédiaire, anormal, au point de vue des produits, en ce cas si précaires, pour ne rien dire de plus.

DEUXIÈME NOTE PRATIQUE

Le procédé du Docteur Condom.

Le procédé du docteur Condom a pour but *d'éluder* la grossesse et non de l'éviter pour des motifs avouables.

Il peut également servir à préserver imparfaitement de la syphilis (1).

Il est assez répandu dans la classe élevée de la société, à cause de l'élévation de son prix.

Cependant il présente plusieurs défauts graves qu'il est important de faire connaître, et que le lecteur pourra bien juger lui-même.

---

(1) Cette double propriété est le seul point de contact de nos procédés. On verra combien ils s'écartent l'un de l'autre par leurs résultats matériels et hygiéniques.

En des matières si délicates, un défaut quelconque doit toujours être qualifié de grave, lorsqu'il fait manquer le but.

D'abord, ce moyen ne comporte pas le secret
absolu, puisqu'il nécessite une mise en scène en-
nuyeuse et désagréable dont la femme ne peut
manquer d'être le témoin. Ce spectacle choquant
finit, à la longue, par émousser le sentiment si
délicat de la pudeur, qui fait le plus grand charme
de la femme.

En principe, la femme doit être maîtresse d'elle-
même, maîtresse de son secret ; et telle femme
qui procéderait seule, d'elle-même et en secret, à
une préservation utile ou nécessaire, fuira toujours un spectacle ou une association de ce genre,
lorsque sa délicatesse trouvera moyen de s'y
soustraire.

Une enveloppe membraneuse, appliquée aux
organes extérieurs, a l'inconvénient d'émousser
leur sensibilité, et d'isoler des surfaces qui,
dans l'acte génital, doivent être en contact immédiat. La pose de cette enveloppe est assez difficile,
assez longue même ; et la longueur du temps est
un de ces éléments avec lesquels on est quelquefois obligé de compter. Enfin sa solidité n'est pas
toujours suffisante. Si l'enveloppe vient à se rom-
pre, c'en est fait du moyen. L'esprit perd sa tran
quillité le but est manqué.

Or, dans toutes les choses, et surtout dans les choses de cette nature, il importe grandement que l'esprit soit tranquille, que l'imagination soit libre, et que le but soit atteint.

Mais supposons que ces craintes aient été vaines, que le but matériel qu'on se proposait d'atteindre ait été rempli. On retombera toujours avec lui, dans les vices capitaux des objets ou des abus ordinaires ; c'est-à-dire qu'on refusera aux parties internes de la femme leur plus précieux calmant, et que l'on trompera ses organes et ses appareils par des excitations ou des procédés contre nature.

En somme, *c'est un très-mauvais moyen* (1).

Dans les dissertations qui précèdent, nous avons fait connaître les maladies, aussi graves que nombreuses, auxquelles la mauvaise façon et la privation de la liqueur séminale exposent la santé de la femme, surtout.

---

(1) Le mal que ce procédé a causé à l'espèce humaine est incalculable. Voir la récapitulation de ses défauts, à l'article Condom, du Répertoire alphabétique.

TROISIÈME NOTE PRATIQUE

Le rôle des surfaces.

Nous avons parlé de l'état des surfaces sans rien
dire de leur étendue, parce que cette considération
est bien plutôt du domaine de la pratique et du traitement que de celui du dogme.

Au point de vue pratique, cet élément (l'étendue) joue un rôle important.

Chla femme, les surfaces sont, tout naturellement très-considérables, et leur étendue constitue un des éléments de la gravité de la maladie,
et de la difficulté du traitement.

Cette difficulté vient d'être levée avec un rare
bonheur par une sage-femme de grand renom et
des plus habiles.

Elle a imaginé un procédé aussi simple qu'ingénieux pour isoler les surfaces du vagin chez les femmes mariées.

Ce procédé a fait sa fortune. Nous l'appliquons nous-mêmes à nos clientes.

Nous nous sommes aussi occupé d'isoler les muqueuses chez l'homme, et nous avons inventé, pour cela, un petit appareil très-simple et très-commode qui ne coûte que la peine de le faire soi-même. C'est l'affaire d'un moment.

Tous nos procédés comportent le secret facultatif. Celui-ci abrége, de moitié, le temps du traitement.

Ces procédés seront consignés dans la *Partie pratique* de la méthode de la préservation de la grossesse.

Leur perfectionnement a été, pour l'auteur, l'objet de ses constants efforts.

Un progrès nouveau vient d'être fait, qui place la nouvelle méthode d'isolement bien au-dessus de l'ancienne.

Elle a maintenant cet avantage, qu'une fois indiquée, chaque femme pourra elle-même, et en secret, isoler les surfaces malades.

Cette facilité, qui n'ajoute rien au procédé en lui-même, n'en est pas moins d'un grand intérêt pour la personne souffrante, et qui veut paraître et devenir bien portante, tout en se soignant seule avec économie.

QUATRIÈME NOTE PRATIQUE

Le bain local de semence, ou l'un des effets bienfaisants du sperme.

Un de nos confrères nous assure avoir constaté la rétrocession ou la résorption d'un polype de l'utérus, dû au seul fait du rétablissement du jeu normal et physiologique des fonctions génératrices, aidé seulement de bains de siége et de quelques injections vaginales simples.

Il faut dire que l'acte générateur entre époux avait été tronqué depuis quelque temps, puis entièrement suspendu, et enfin repris d'une manière normale et naturelle. Le mari, médecin, ne craignait pas que sa femme pût devenir enceinte, puisqu'elle était atteinte d'un polype de l'utérus qui obstruait entièrement l'ouverture du museau de tanche.

Elle ne devint pas grosse, en effet. Seulement le polype rétrocéda peu à peu, fut résorbé et finit par disparaître entièrement.

Cette dame était sur le point de perdre; circonstance aggravante. La menstruation ne s'est pas arrêtée brusquement, mais elle a diminué d'intensité, les périodes menstruelles sont devenues irrégulières, puis enfin, elles ont entièrement disparu, et le polype avec elles.

La santé générale est excellente.

Nous nous bornons à citer ce fait, pour ne pas fatiguer le lecteur, car il y en a un très-grand nombre d'analogues.

Ils sont toujours la conséquence du **retour aux saines pratiques**. (Avis aux lectrices.)

———

Nous saisissons cette occasion d'affirmer une fois de plus la valeur du sperme, et d'ajouter que cette liqueur guérit presque toutes les maladies des organes génitaux de la femme. Elle les calme tous sans exception et elle vient puissamment en aide aux autres moyens employés dans le traitement de ces maladies (1).

L'âge du sujet doit être pris en grande considération. Les retours d'âge sont fatals, on le sait.

Et pourquoi cela ?

Parce que la nature abandonne alors une de ses plus fortes attaches, si ce n'est la principale ;

Qu'elle n'a plus, alors, à s'occuper de la propation du genre, par suite de l'inertie des organes générateurs de la femme dont le rôle est achevé ;

Que, dès lors, les choses ont changé de rôle ; que son organe principal est devenu, pour elle, sinon indifférent, du moins fort secondaire ; que la nature n'a plus alors en vue que la conservation du sujet, objet accessoire, vu son âge avancé.

Il est certain qu'un vieillard ne résiste en rien autant qu'un homme jeune ou adulte. Son rôle est épuisé, il a rempli son but, ou, du moins, il a été à même de le remplir, le vœu de la nature est satisfait.

La nature est un médecin qui n'hésite jamais. Elle ne connaît pas la médecine de complaisance, ni la médecine des indociles.

Elle a ses manières et elle y tient.

____

(1) C'est l'exercice normal, naturel et modéré de la fonction

Ses allures sont magistrales.

En voici, comme le tableau synoptique :

Le sperme lui sert à engendrer.

Il lui sert à lubréfier les parties génitales de la femme après le coït ;

A calmer l'incitation générale de l'acte générateur ;

A procurer à la femme un état de bien-être résultant d'une fonction régulière et régulièrement accomplie.

Il lui sert à restaurer, à régénérer l'espèce ;

A conserver, à améliorer le sujet par sa résorption et sa reprise dans le torrent de la circulation ;

A réparer les forces, à recomplir l'énergie vitale ;

A prévenir, à soulager, à guérir les irritations génitales des organes féminins ;

A diminuer ou à mitiger l'intensité du virus vénérien.

Peuples, étonnez-vous !

Étonnez-vous qu'un tel agent se place, dans la nature, au rang suprême !

CINQUIÈME NOTE PRATIQUE

OEuvre de la préservation de la grossesse.

La régénération et la plus-value de l'espèce,
La reconstitution des tempéraments,
La restauration des charpentes humaines,
Tel est aujourd'hui le problème.
Fallait-il le présenter au lecteur brusquement
et sans préparation, l'annoncer tout d'un coup, et
dès le début de ce travail? se poser surtout en
rénovateur, en surprenant l'opinion par une au-
dace sans égale?

Nous avons pensé précisément le contraire.
Nous avons pensé que pour réussir, il fallait
combattre. Nous pensons surtout qu'il est des
choses qui ne peuvent, qui ne doivent pas être
présentées sans ménagements, et qui, pour si

utiles qu'elles soient, ont besoin d'être revêtues, habillées, pour ainsi dire, afin de pouvoir être reçues et acceptées.

N'en est-il pas de même de presque toutes les vérités qui, pour passer dans le domaine des faits, et pour être mises en pratique, ont nécessité de leurs initiateurs les précautions, les figures et toutes les habiletés du langage?

Et chacun ne sait-il que la vérité est la chose du monde la plus difficile à faire pénétrer dans les masses, tandis que l'erreur ou l'absurde sont très-facilement acceptés par elles?

Que l'erreur va d'elle-même, tandis que la vérité a besoin d'apôtres?

Telle n'était pas cette œuvre, à l'heure de ses débuts.

Elle a grandi avec la pratique, et revêtu un caractère plus général.

Mais il convient de lui conserver la modestie de son principe, et de la renfermer encore dans son titre actuel.

C'est l'avenir du mariage, c'est l'usage et l'abus, c'est la conséquence de la bonne ou de la mauvaise façon dans les choses sexuelles.

L'avenir, en effet, est devant nous.

Il devient bien souvent ce que nous méritons qu'il devienne.

Arrivons aux moyens d'action.

Ils sont simples en comparaison d'un but si élevé.

Ils consistent :

1° A empêcher la conception qui s'accompli-rait dans des circonstances vicieuses, dangereu-ses, anormales ;

2° A favoriser la conception sans fraude, bien acceptée, bien conduite ;

A se mettre dans les conditions les plus favo-rables à ces points de vue, et à mettre de côté les passions.

Il en est de la production de l'homme comme de toutes les autres productions.

A cette grande loi de la nature, il n'y a pas, exprès pour l'homme, d'exception possible.

Il subit la loi générale.

Nous ne voulons pas dire qu'il soit facile d'en discerner les nuances. Il est même beaucoup de femmes qui se trouvent dans le cas de la pré-servation et qui l'ignorent absolument.

Cet opuscule leur fournira, à cet égard, des données certaines, en leur indiquant les contre-indications de la grossesse, en même temps qu'elle les forcera à consulter leur médecin.

La partie pratique de la réglementation des parties génératrices, ou : Suites au livre : *L'avenir du mariage,* est intitulée :

Méthode de la réglementation de l'union conjugale.

Elle se trouve dans toutes les bonnes pharmacies. Celles qui n'en sont pas encore munies le seront, sur demande.

L'exposition de la méthode ne demanderait cependant ici que quelques instants de lecture de plus. Mais elle pourrait présenter quelques inconvénients pratiques, soit par faute d'intelligence suffisante, d'explication ou d'autres motifs; et c'est pour éviter tout mauvais symptôme, que l'auteur a préféré que l'emploi de sa méthode devînt forcément l'objet d'une consultation.

Médicalement, personne n'est apte à se juger

lui-même; à plus forte raison, à se faire des ordonnances.

La méthode ne constitue pas, à proprement parler, un remède, mais elle est du ressort de l'hygiène.

Le domaine de la médecine est vaste, toute la nature lui appartient.

Le médecin sait ordonner un bain local, une saignée, aussi bien que l'air pur, la distraction, l'équitation, la fatigue, le repos, la position, etc.

Ce ne sont pas là des remèdes, ce sont des moyens, auxquels, par extension, on a donné le nom de remèdes, parce qu'ils ont pour but de *remédier* à tel ou tel inconvénient, de remplir telle ou telle indication thérapeutique.

Nous allons, maintenant, donner ici, et par anticipation, un aperçu de la méthode de la réglementation et de la préservation de la grossesse dans les cas nécessaires.

Ce sera tout simplement la table des matières.

MÉTHODE DE LA RÉGLEMENTATION DE L'UNION
CONJUGALE.

Avant propos

Chap. 1er — Considérations préliminaires.
Chap. 2e — Notions générales réglementaires.

DES INFLUENCES

Savoir :

I. — Influence de la santé des époux ou de l'un d'eux ;

II. — Des maladies des deux sexes ou de l'un des deux ;

III. — De la convalescence des maladies aiguës ;

IV. — De la fatigue extrême, des excitations quelconques ;

V. — De l'ébranlement moral ou physique.

VI. — Influence du calme et du secret dans les rapports sexuels ;

VII. — De l'âge des sujets ;

VIII. — De la fréquence de l'acte ;

IX. — De l'émanation de l'homme ;

X. De la lactation ;

XI. — De la menstruation ;

XII. — Relative à la reprise des rapports maritaux.

Ce résumé forme une partie du formulaire magistral.

Puis viennent :

Mode dispositif de la préservation et soins de toilette.

Chap. 3ᵉ. — Réglementation particulière.
Chap. 4ᵉ. — Réflexions et conseils généraux.
Chap. 5ᵉ. — Le danger de la syphilis.
Chap. 6ᵉ. — Précautions contre la syphilis.
Chap. 7ᵉ. — Avantagesdes méthodes.

Quant aux personnes qui n'ont pas besoin de l'une des préservations dont s'occupe l'au eur (conception, cancers du col, syphilis), c'est-à-dire qui n'ont rien à redouter de ces choses, et dont les relations sexuelles n'ont besoin que de quelques légères rectifications, l'auteur espère que la lecture seule de son livre leur inspirera une crainte et une terreur salutaires, qui auront pour résultat l'amélioration de la santé des époux, par le fait de l'engrénement des meilleurs rapports entre eux.

En France, la délicatesse du sentiment retient

au bout de la plume certains détails qu'il serait plus utile de dire que de taire.

Mais il est des contrariétés qu'il faut savoir subir, et la consultation lèvera cette petite difficulté.

Ce livre ne s'arrêtera pas à la barrière des nations. En Belgique, en Angleterre, en Russie, en Italie, etc., aussitôt après la traduction de ce livre, on voudra lire la méthode de la réglementation, et ses procédés marcheront à grands pas et plus vite qu'en France.

En Angleterre, on sait user, on n'abuse guère, et la liberté de soi va de pair avec la saine pratique.

UN MOT DE PLUS

Quelques personnes nous ont conseillé d'aller au-devant d'une objection que nous n'avions pas prévue, et qui pourrait peut-être être faite à la méthode *par les dames qui ne la connaissent pas*.

C'est la crainte de devenir stériles par suite de son emploi.

Certes ! si elle était fondée, cette objection serait grave, en effet, et de nature à faire rejeter immédiatement ses procédés. Mais il n'en est rien heureusement ; et ces craintes, qui sont un signe, un symptôme d'honnêteté, et la condamnation des anciens procédés, tomberont d'elles-mêmes dans la pratique.

Que les dames honnêtes se rassurent : nous tenons à les conserver pour amies, pour protectrices.

Elles verront que l'effet cesse aussitôt que cesse l'application de la méthode.

Il n'y a pas lieu de s'arrêter à cette objection.

Dans la deuxième partie, l'auteur s'occupe de la conception à un autre point de vue :

Favoriser la conception et la grossesse ;

Combattre la stérilité et l'impuissance, etc.

L'AVENIR DU MARIAGE

ou

L'USAGE ET L'ABUS

DANS L'UNION DES SEXES

RÉGLEMENTATION

DE L'UNION CONJUGALE

—

CONCEPTION

Grossesse. Stérilité. Embryogénésie.

—

RÉGLEMENTATION

DE L'UNION CONJUGALE

PREMIÈRE PARTIE

PRÉSERVATION

DE

LA GROSSESSE

DANS LES CAS NÉCESSAIRES

OU

PROPHYLAXIE CONDITIONNELLE DE CET ÉTAT

PROPOSITIONS

PROPOSITIONS [1]

Ce que chacun doit apprendre
quand il est pubère (2)
et savoir
lorsqu'il est marié.

---

(1) Définition : Solution scientifique affirmative on négative exprimée brièvement.

(2) Définition : Époque de la vie où l'union des sexes commence à devenir normale.

PROPOSITIONS

EXPOSITION ET PRINCIPES (¹)

I

L'usage d'une fonction, c'est son service normal, son jeu naturel et son exercice modéré.

II

L'abus, c'est son usage forcé ou tronqué, sa
déviation, ou l'écart de sa véritable destination.

---

(1) Définition : Mise en vue, règles ou maximes.

III

De l'usage à l'abus, souvent, il n'y a qu'un pas ; il est facile de le franchir, difficile de le juger, lorsqu'il s'agit de soi.

IV

La réglementation d'une fonction consiste à obtenir d'elle, à un moment donné, et d'une manière normale ou rationnelle, son fonctionnement ou son repos, selon la nécessité qui se produit.

V

Si, par la disposition et la nature même de ses organes, la femme est plus exposée à la douleur (1), elle le sera bien davantage encore lorsque, dans l'acte conjugal, on faussera leur jeu normal et naturel.

VI

A part la guérison des maladies des époux, le rôle du médecin n'est-il pas aussi l'hygiène et la conservation de leur santé, au milieu des rapports intimes qui existent entre eux ?

-----

(1) Douleur, ici, est pris pour : Maladie.

VII

La femme est désarmée, la plupart du temps
lle est passive. Ces conditions, ces considéra-
ions valent bien quelques études, lui méritent
ien quelques égards.

CHAPITRE PREMIER

De la préservation de la Grossesse.

CONDITIONS ET MOTIFS
OU CONTRE-INDICATIONS RADICALES.

VIII

La grossesse doit être évitée lorsqu'elle est
jugée nuisible à la santé de la femme;

IX

Lorsque le produit de la conception risquerait
de ne pouvoir être obtenu vivant et à terme,
sans danger pour lui ou sa mère;

Lorsque la femme est trop âgée.

SIMPLES RETARDS DE LA GROSSESSE

Remise des Grossesses.

CONDITIONS ET MOTIFS

OU CONTRE-INDICATIONS TEMPORAIRES.

X

La grossesse doit être remise, c'est-à-dire retardée :

Pendant la convalescence des maladies aiguës ;

Lorsque la femme est souffrante ou affaiblie ;

Lorsqu'elle est trop jeune ;

Lorsque l'un des époux a besoin de suivre un

régime modificateur de son état ou de son tempérament.

XI

Il peut être encore utile de retarder ou d'éviter la grossesse dans les états pathologiques
suivants :

Dans les affections rhumatismales,

> Goutteuses,
> Scrofuleuses,
> Calculeuses ;

Dans les dispositions à l'apoplexie,

> A l'hypocondrie,
> A l'hystérie ;

Dans la folie,

Le crétinisme,

Le rachitisme,

La phthysie pulmonaire,

La syphilis,

Les cancers de l'utérus,

Et les vices de conformation.

XII

Enfin, il peut être utile ou nécessaire d'agir
dans le sens d'un retard, dans les mariages consanguins ;

Mais il ɩeût été préférable que la loi les
interdît.

SOUS-CHAPITRE PREMIER.

Grossesse anticipée ou subintrante.

XIII

Nourrir dans une juste mesure.

XIV

Cesser de nourrir en cas de grossesse avérée.

XV

Ne pas s'exposer à la grossesse pendant l'allaitement.

XVI

S'y exposer le moins possible lorsqu'on n'est pas apte à nourrir.

XVII

La grossesse anticipée ou subintrante est un
dol.

Elle porte préjudice à trois êtres à la fois :

Au nourrisson, à sa mère, et à l'embryon contenu dans son sein.

XVIII

Les deux services, l'allaitement et la grossesse
simultanée, s'excluent reciproquement et sont
incompatibles.

XIX

La grossesse devant être respectée en tout
état de cause, ce sera, dans ce cas, la lactation
qui devra être supprimée.

XX

Le sevrage anticipé a moins d'inconvénients
que la lactation trop prolongée.

XXI

Mettre son enfant en nourrice n'est pas une
chose aussi simple, aussi facile qu'on serait tenté
de le croire au premier abord.

XXII

La femme doit nourrir son enfant, c'est la

règle. Dieu l'a voulu ainsi, et il a tout préparé dans ce but.

XXIII

La santé de la femme ne souffre pas de la lactation, lorsqu'elle a lieu dans des limites mo_dérées.

XXIV

Au contraire, la lactation normale est un émonctoire naturel, qui peut prévenir certains désordres, du côté surtout des organes génitaux de la mère.

XXV

La nourrice étrangère ne doit être qu'une exception.

Cette exception sera sage ou imprudente :

Sage, lorsqu'elle sera bien conduite, que la nourrice sera bien choisie, et surtout lorsque le cas rentrera dans l'un de ceux des contre-indications de la grossesse,

Tels que,

> Les maladies héréditaires,
> Les scrofules,
> Le rachitisme,
> La phthysie pulmonaire,
> La syphilis, etc ;

Imprudente, dans un très-grand nombre de cas.

—————

Les abus de la lactation.

XXVI

On abuse de la lactation, en la prolongeant hors de toute mesure raisonnable, dans le but de reculer la grossesse.

C'est là le métier de l'allaitement, qu'il ne faut pas confondre avec le métier de nourrice.

XXVII

Cet abus trouve, comme tous les abus, son châtiment.

Ici, c'est la maigreur extrême de la femme qui en est la conséquence, et qui continue, lors même qu'elle a cessé de nourrir depuis longtemps.

—————

CHAPITRE DEUXIÈME.

Examen critique des moyens employés de nos jours pour éviter la grossesse.

XXVIII

Tous les moyens jusqu'ici mis en usage pour éviter la grossesse, ont été plus ou moins défectueux, dangereux ou immoraux :

XXIX

1° Parce qu'ils ont pour but *d'éluder* la grossesse, au lieu de chercher à l'éviter correctement, ou à la régler pour des motifs avouables, c'est-à-dire nécessaires ;

XXX

2° Parce qu'ils sont employés sans discernement, à tout propos, sans règle, sans mesure, sans discrétion.

XXXI

A ces titres seuls, ils constitueraient déjà un véritable abus.

XXXII

3° Enfin, ils ont de plus, contre eux, les plus mauvais effets et leurs dangers, au point de vue de la santé de l'épouse.

XXXIII

Parmi les abus, voici quels sont les principaux :
L'abstention pure et simple de l'acte vénérien ;

XXXIV

Les actes incomplets, ou l'usage tronqué ;

XXXV

Le rejet de la matière séminale au dehors ;

XXXVI

Sa réserve dans les condoms.
Ils sont aussi mauvais les uns que les autres.

XXXVII

L'abstention complète du coït est le plus sûr e

le moins mauvais des moyens connus pour éviter
la grossesse.

Pourtant, c'est le célibat dans le mariage, et le
célibat introduit par son plus mauvais côté.

XXXVIII

Par le rejet de la matière séminale au dehors,
ainsi que par l'usage tronqué, on prive les organes sexuels de la femme du *seul fluide naturel
destiné à y faire renaître le calme après l'orgasme de l'acte vénérien, et à y maintenir la
santé.*

XXXIX

Le procédé de préservation inventé par le docteur Condom est antihygiénique, conséquemment très-mauvais. Il doit être rejeté de la pratique.

XL

En agissant ainsi qu'il est expliqué dans la pé-
nultième proposition, le mari porte à la santé
de sa femme un préjudice notable.

CHAPITRE TROISIÈME.

Détails analytiques intimes et descriptions.

XLI

Dans l'acte vénérien, considéré au point de vue physiologique, l'émission du fluide spermatique a plusieurs buts :

1° Un but principal, la conception ;

2° Un but secondaire, le *bain local de semence,* pour les parties génitales de la femme.

XLII

Cette lubréfaction lui est nécessaire pour faire rentrer dans le repos ses organes sexuels et son organisme entier, après le coït.

XLIII

Dans le cas contraire, lorsque la matière est

dissipée et perdue, ou que l'acte marital n'est pas accompli dans sa plénitude, il se produit, du côté des organes génitaux de l'épouse certains désordres qui seront plus bas appréciés.

XLIV

Dans l'acte dont il est question, il existe même une double action lubréfiante, un fait de réciprocité ; car les mucosités du vagin servent également à lubréfier les organes sexuels de l'homme.

XLV

Le bain local de semence, d'une part, de l'autre, leur mélange avec les mucosités vaginales de la femme, sont nécessaires aux deux époux à la fois.

La nature n'a rien fait d'inutile.

XLVI

Si, dans la création, nous trouvons quelque chose d'inutile ou d'inexpliqué, c'est que nos connaissances et nos moyens d'investigation sont encore trop bornés ou trop imparfaits.

CHAPITRE QUATRIÈME.

Le tableau du désordre.

XLVII

Pour maintenir la santé, non-seulement dans les appareils générateurs, mais encore dans toute l'économie animale, il est nécessaire que l'acte génital soit accompli le plus naturellement possible.

XLVIII

Lorsque, par suite d'abus, d'actes trop fréquents ou trop prolongés, de frottements trop souvent répétés, *et suivis de la perte de la semence*, les organes de l'épouse restent secs après le coït, ils s'enflamment.

Ils donnent naissance à des produits, à des sécrétions supplémentaires destinés à remplacer le
fluide normal qui leur a fait défaut.

XLIX

La nature fait naître, pour les besoins du moment, des exsudations palliatives. Mais celles-ci,
*sortant du fond même du sujet, ne viennent pas à
son secours.*

L

D'ailleurs, ces exsudations ont un tout autre
but : celui de favoriser le glissement des parties.

LI

Partout où il y a des mouvements, il y a des
membranes muqueuses ou séreuses et un produit
ou sécrétion destiné à lubréfier leurs surfaces.

LII

La lubréfaction d'une membrane, c'est son entretien, sa santé, sa vie.

LIII

La membrane muqueuse du vagin est appelée à
fournir de grandes sécrétions.

LIV

Elles sont d'autant plus considérables que les

mouvements sont plus fréquents, et qu'elles servent, non-seulement pour le vagin, mais encore
pour le compte de l'organe correspondant, dont
toute la surface doit être baignée.

(Voir **au Répertoire** alphabétique la définition du
mot : Bain.)

LV

Lorsqu'il y a exagération dans les fonctions,
les secrétions la suivent, et deviennent, à leur
tour, exagérées.

LVI

Alors elles épuisent la femme.

LVII

Et même, une fois l'habitude prise, elles se
continuent à l'état de repos.

LVIII

L'épouse, ainsi privée de sperme, ne ressent
plus, après le coït, que la lassitude et la fatigue
de l'acte générateur, au lieu de ce sentiment de
bien-être, issu d'une fonction régulière et régulièrement accomplie.

LIX

De même qu'on ne crée pas la force, de même
on ne saurait se créer à soi-même un secours,

*et il est nécessaire que ce secours dérive du
fonds d'autrui.*

LX

En portant atteinte au service naturel de la
fonction, on fait appel à une réaction que la nature est toujours prête à opérer, pour relever
l'équilibre affaissé, rompu ; et elle y pourvoit aux
dépens de la propre substance du sujet, c'est-à-
dire à son préjudice.

LXI

Rien ne saurait remplacer, chez l'épouse, le
fluide spermatique, et pour le mari, les mucosités
vaginales, dans l'accomplissement des fonctions
dont nous parlons.

LXII

Le fluide spermatique n'a pas de succédané,
les mucosités vaginales n'en ont pas non plus.

CHAPITRE CINQUIE M E

**État et étendue des surfaces ; leur influence.
Altérations plus profondes.**

LXIII

Sous l'influence des mêmes procédés, souvent renouvelés, la nature se lasse et le sujet s'épuise.

LXIV

Alors, viennent le tour de l'altération des muqueuses et celui des sécrétions morbides ;

Puis enfin, des désordres et des maladies organiques qui peuvent se déclarer, dans tous appareils d'organes, et amener la mort plus ou moins promptement.

LXV

La perte de la semence *est un très-grand mal
à tous les points de vue*, et il faut considérer
comme pernicieux tous les moyens qui tendent à
en priver les parties internes de la femme pour
lesquelles elle est destinée.

LXVI

L'acte incomplet, ou l'usage tronqué, est, de
tous les abus, le plus grave, en ce qu'il compromet à la fois la santé des deux époux.

CHAPITRE SIXIÈME.

Le renversement du bon sens.

LXVII

Dans le courant de la vie d'une femme, la conception peut avoir lieu, plus ou moins souvent, pendant la période menstruelle, et le nombre des grossesses est une chose facile à compter.

LX VIII

Il n'en est pas de même de l'acte vénérien : acte qui nécessite, à chaque retour, la lubréfaction des parties et leur calmant, et se répète un nombre de fois considérable, et jusque dans un âge assez avancé.

LXIX

Et plus il se répète, plus il y de danger dans la perte de la semence.

LXX

Si, de l'acte générateur, on ne considère que le côté physiologique, on y voit un but capital, la conception, puis des fonctions accessoires ou accompagnatrices.

LXXI

Ces dernières jouent, dans l'acte marital, un rôle *très-considérable*.

LXXII

Le sperme ne peut servir à la conception qu'une seule fois en neuf ou dix mois) pour faire à la grossesse une part énorme et presque impossible),

Tandis que, comme calmant et lubréfiant, *il sert toujours*,

Il sert un nombre infini de fois.

LXXIII

Cependant, il est très-souvent sacrifié.

C'est un abus grave :

Car l'abus de fonctions ou partie de fonctions d'où résulte la vie ne peut être que grave.

LXXIV

Aujourd'hui, on fait de l'accessoire le principal et les rôles son renversés.

C'est le renversement du bon sens.

LXXV

Aussi ne voit-on plus ces brillantes santés des mères de familles d'autrefois, et la vie de la femme se disperse, se sacrifie au luxe et au plaisir.

LXXVI

Le remède à cet état de choses se trouve dans le progrès de la science.

Le remède est à côté du mal,
La punition, à côté de la faute.

CHAPITRE SEPTIÈME.

La conséquence de nos fautes et surtout de nos plaisirs.

LXXVII

L'excès du coït est néfaste.

LXXVIII

La manière de l'accomplir peut l'aggraver encore.

LXXIX

L'imagination joue aussi un certain rôle dans la fatigue sexuelle, et dans l'ébranlement ou l'excitation qu'elle apporte aux organes et à leur tension.

LXXX

Rien ne fatigue, rien n'use autant que la tension incessante des idées fixées sur le désir vénérien.

LXXXI.

Cependant, il est une chose qui est plus nuisible encore, c'est l'acte incomplet.

(L'usage tronqué, de la part de l'homme.)

LXXXII.

Plus l'accomplissement de l'acte sexuel est naturel, et moins il offre de danger.

Cette proposition peut être inverse.

LXXXIII.

Le liquide spermatique est, pour ainsi dire, le contre-poison de l'excès numérique vénérien chez la femme.

LXXXIV.

Le sperme est le plus puissant calmant des irritations génitales, et le plus excellent remède contre les maladies occasionnées chez la femme par la privation ou le sacrifice de cette liqueur (1).

____

(1) Ce sera l'acte générateur consommé d'une manière normale.

LXXXV.

La privation de cette liqueur, suivie pendant un certain temps, finit par engendrer les maladies les plus graves, qui conduisent souvent à la mort, au milieu des diverses altérations organiques ou des symptômes nerveux dont il sera parlé plus bas.

LXXXVI

Mais comme ces désordres ne sont pas toujours immédiats, on ne les attribue pas, en général, à leur véritable origine.

Car on s'imagine difficilement, dans le monde, et surtout dans la jeunesse, qu'on puisse détruire son corps ou sa santé, en procédant au coït de telle ou telle manière.

LXXXVII

Cependant, on trouve souvent la mort dans l'excès de la volupté.

Il est même des êtres, dans l'échelle inférieure, qui meurent aussitôt après l'accouplement.

LXXXVIII

L'acte génital constitue donc un des actes les plus importants de la vie,

LXXXIX.

Et ce n'est pas un vain amusement, duquel on puisse faire bon marché.

XC

Quand on s'est assez reproduit, il faut que les organes se reposent.

XIC

On peut ménager sa vie par le ménagement de la liqueur prolifique.

XCII

La liqueur spermatique accumulée dans les réservoirs naturels finit par être résorbée, lorsque l'afflux y est trop considérable, reprise par le torrent de la circulation, et servir à retremper les ressorts de l'économie animale.

XCIII

En tout, l'excès est un défaut.
En toute chose, il faut une règle.

Est modus in rebus.

CHAPITRE HUITIÈME.

La part de l'homme et la part de Dieu, ou la liberté de l'homme et ses limites.

XVIC.

Au point de vue légal et physiologique, la copulation, le rapprochement sexuel est un acte libre et naturel.

XVC.

C'est l'acte préparatoire de la conception et de la génération. C'est la part de l'homme, c'est-à-dire que l'homme en est le maître.

XIVC.

La conception, c'est le résultat de l'opération

vitale que le coït et la matière séminale ont provoquée chez la femme, et d'où il est résulté qu'un nouvel être a été créé dans son sein.

C'est la part de Dieu, parce que lui seul est le maître de son destin.

CHAPITRE NEUVIÈME.

La part de la nature.

Qu'arriverait-il si la nature était livrée à elle-même?

XCVII

In medio stat virtus.

XCIX

La femme mariée, l'épouse qui est vertueuse, n'a d'enfants que ce qui est juste nécessaire à la libre expansion et à l'équilibre de ses moyens vitaux.

XCIX

Mais, peut-on bien être, soi-même, l'arbitre de sa vertu?

C.

La modération en tout, et surtout dans l'exercice sexuel, ne peut être suivie que d'une reproduction modérée, et en rapport avec les forces
vitales des époux.

CI

Car rien n'est l'effet du hasard.

CII

Le sexe lui-même n'est pas plus l'effet du hasard, que ne le sont l'aptitude à la génération et
la stérilité.

CIII

La stérilité de la femme est une chose rare.

CIV

La stérilité de l'homme est plus rare encore.
Il ne faut pas la confondre avec l'impuissance.

CV

Les maisons publiques ont été instituées pour
sauvegarder l'honneur des maisons privées.
Mais, ce but est-il atteint?

CVI

Le célibat n'est donc pas le but final de la nature.

CVII.

Les filles inscrites conçoivent difficilement, bien qu'elles ne prennent, contre la grossesse, aucun moyen de préservation.

Cependant, elles ne sont pas stériles.

CVIII.

C'est l'effet de l'usage immodéré de la fonction sexuelle, qui, chez elles, dégénère en un métier, en une chose inerte; et qui, par conséquent, n'est plus bonne à rien.

CIX.

Ce métier s'exerce très-froidement.

CX.

Dans les conditions ordinaires de la vie, la nature est d'autant plus avide de production qu'on lui laisse moins les moyens de produire.

CXI.

C'est alors qu'elle se montre le plus exigeante pour la reproduction ; parce que c'est dans les situations les plus difficiles qu'on fait le plus d'efforts en tout.

CXII.

Lorsqu'après la contrainte, la nature se re-

trouve tout à coup en possession d'elle-même,
elle veut reprendre son empire.

CXIII.

La nature ne veut que l'équilibre partout, et
poursuit invariablement les deux buts suivants :
1° La conservation de l'individu ;
2° La propagation du genre.
La reproduction commande à tout l'organisme.

CXIV.

L'homme devenu impuissant conserve encore
un cœur tout rempli de sollicitude pour ses enfants.

·CXV.

Rien n'est plus vital que l'amour maternel, plus
naturel que le désir de la maternité, plus constant
que les efforts tentés dans ce but.

CXVI.

A ce but, poursuivi sans relâche, la nature a
tout sacrifié dans tous les règnes.

CHAPITRE DIXIÈME.

Le retour aux saines pratiques.

CXVII

Un des éléments les plus nécessaires au rétablissement de la santé, en général, c'est le repos des organes malades.

Une maladie guérit mieux dans le silence de l'organisme qu'au milieu des agitations.

CXVIII

L'effet morbide cesse, lorsque la cause en est enlevée.

CXIX

Dans les maladies sexuelles des femmes, la

cessation de la fonction et le repos absolu des organes malades sont souvent nécessaires et toujours utiles, comme corollaire des deux précédentes propositions (1).

CXX.

Lorsque la maladie est légère, il suffit du rétablissement du jeu normal et physiologique de la fonction maritale, et du bain local de semence, pendant un certain temps, pour rendre à la femme la santé.

CXXI.

C'est le retour aux saines pratiques.

CXXII.

Cependant la femme supporte mieux que l'homme les fatigues de l'acte vénérien.

CXXIII.

Cela tient à ce que son rôle générateur est plus considérable que celui de l'homme, et que ses organes ont été très-puissamment construits, à cause de la nature même de leurs fonctions.

---

(1) Le repos sexuel des syphilitiques est une chose très-difficile à obtenir d'eux, comme on le verra dans un article spécial destiné aux syphilitiques, aux phthysiques et aux bossus, intitulé : Le trio copulateur.

CXXIV.

Un homme dont les parties sexuelles ne sont atteintes que d'une maladie locale, la calme et la guérit souvent par le simple rapprochement des organes féminins et par l'action lubréfiante et calmante des mucosités saines de la femme ou de la fille, employées avec modération.

CXXV

La difficulté, dans l'état actuel de la science, (et cet état existe depuis longtemps), est de savoir, *ex abrupto*, si la maladie est purement locale ou s'il y a virus.

Dans ce dernier cas, il ne saurait y avoir que contagion à redouter par le contact.

CXXVI

Si la maladie locale est d'une certaine gravité, le repos absolu des organes et le traitement deviennent nécessaires.

La science, c'est l'expérience enregistrée et débattue.

SOUS-CHAPITRE DIXIÈME

Sur la Grossesse-Remède.

CXXVII

La grossesse-remède ne doit s'ordonner qu'*in extremis*.

CXXVIII

Son action, dans l'espèce, est palliative et dérivative.

CXXIX

La grossesse attire à elle très-fortement, à cause de la vie intra-utérine qui protége et prolonge souvent la vie de la femme enceinte.

CXXX

Car la nature sacrifie tout à la création ou production.

CXXXI

C'est un élément momentané de vie que la femme adjoint à sa propre vie,

CXXXII

Élément duquel on peut quelquefois tirer parti.

CXXXIII

Dans certains cas, elle vient en aide à d'autres moyens qui y trouvent un point d'appui.
Ils agissent alors de concert.

CXXXIV

C'est ainsi que, pendant ce temps, les désirs de l'épouse se calment parce que le but de la nature est satisfait, est atteint.

CXXXV

C'est ainsi que, pendant ce temps, *le repos, pour tout l'appareil générateur*, devient pour ainsi dire, impératif.

CXXXVI

La grossesse est bonne en elle-même, parce qu'elle oblige ou qu'elle entraîne au rétablissement du jeu normal et physiologique des fonctions génératrices, et à leur acccomplissement régulier.

CXXXVII

Mais si, pendant la grossesse, on abusait autant ou plus par le nombre des rapprochements que par la manière dont ils s'opéreraient, elle deviendrait, dans ce cas, plus nuisible qu'utile.

CXXXVIII

L'usage forcé se sera transformé en abus.

CXXXIX

Mais toutes les fois qu'on cesse d'abuser, que le sperme est bien employé, et qu'il baigne ou qu'il imprègne les parties sexuelles de l'épouse, la guérison de celle-ci s'opère, ou du moins, il se produit, dans son état, une grande amélioration, une décroissance de l'état morbide, si celui-ci n'est pas trop avancé, et n'a pas pris déjà la forme précipitée ou galopante.

CXL

La grossesse-remède n'est donc pas *néces-*

saire, mais seulement *utile,* dans une certaine mesure, au rétablissement de la santé, délabrée par les abus.

CXLI

La grossesse-remède ne doit donc être qu'une exception.

CXLII

Ce n'est pas en elle que réside le véritable remède des abus.

CXLIII

Cesser l'abus. Il faut le vouloir.

CHAPITRE ONZIÈME.

**Progrès et décadence. — Conservation du sujet.
— Propagation du genre.**

CXLIV

Le nombre des naissances diminue, tandis que
la population augmente.

CXLV

Cela prouve que la conservation de l'individu
est en voie de progrès, et que la propagation du
genre est en décadence.

CXLVI

D'un côté, la population augmente ; de l'autre,
l'espèce dégénère, quoique la durée moyenne de

la vie soit plus considérable qu'elle ne l'était
autrefois.

CXLVII

Ayez donc recours à la science, et apprenez
ainsi à mieux faire.

CHAPITRE DOUZIÈME.

Quelles sont les causes des dégradations des charpentes humaines.

CXLVIII

L'extension, la propagation et la dissémination des vices et des virus,

CXLIX

L'action délétère des mariages consanguins,

CL

Le mariage entre malades ou gens affectés de maladies héréditaires,

CLI

L'action discordante du trop grand écart des âges,

CLII

Les précautions ou moyens empiriques mal appropriés, opposés à la conception ;

CLIII

La gêne, la contrainte, les fraudes dans l'union des sexes et les maladies qui s'en suivent,

Telles sont les causes principales de la dégradation des charpentes humaines et de l'affaiblissement de l'espèce.

CLIV

Les maladies qui se rattachent à ces diverses causes sont très-nombreuses, des désordres pouvant se déclarer dans tous les appareils d'organes, soit chez l'homme, soit chez la femme, et dans les grands centres d'appareils, tels que les appareils :

Digestif,
Circulatoire,
Cérébro-spinal.

CLV

Il est des maladies qui affectent plus particulièrement l'un ou l'autre sexe, d'autres qui leur sont communes,

Savoir,

Chez l'homme :

Les maladies des voies génito-urinaires,

Les rhumatismes,

L'impuissance,

La calvitie,

Le satyriasis,

Chez la femme :

Les maladies de l'appareil générateur et les névroses,

La nymphomanie.

Les maladies communes aux deux sexes sont :

L'ébranlement de l'intelligence,

L'épilepsie,

L'épuisement,

La confusion et la tristesse,

Le dégoût de la vie,

La démence,

L'hypocondrie,

La langueur,

La léthargie,

La lypémanie,

Et les névropathies.

CLVI

Car les excès ou les abus ne se traduisent

pas nécessairement par une désorganisation matérielle sensible ou visible.

CLVII

Dans ces cas-là, c'est l'innervation qui est plus ou moins profondément atteinte.

CLVIII

Dans d'autres, c'est la partie la plus faible du sujet qui périclite.

CLIX

Cependant, nous ne pouvons pas prévoir par où nous périrons.

CHAPITRE TREIZIÈME

Philosophie. — Hygiène. — Sélection.

CLX

L'amélioration des espèces et des races s'opère par l'hygiène, par la sélection et la réglementation dans l'union des sexes.

CHAPITRE QUATORZIÈME

La réglementation dans l'union des sexes.

CLXI

Partout, dans la nature, l'union des sexes a été réglée.

CLXII

Le but de cette union et de cette règle, c'est la fécondation des germes, en vue de la reproduction des types (1).

CLXIII

Chez les végétaux, ces actes sont forcés, essentiels.

---

(1) D'après M. Serres, c'est la femme qui est conservatrice du type de sa race.

CLXIV

La nature y a pourvu en déterminant l'ordre,
le mode et l'époque de la fécondation.

CLXV

Elle a répandu partout la semence à profusion
dans tous les règnes, afin de pourvoir aux causes de destruction adventices des germes.

CLXVI

Cependant, dans tous les règnes, il y a perte
d'une grande quantité de semence et la fécondation n'y a pas toujours lieu.

CLXVII

Chez les animaux, l'union des sexes procède
par périodes fixes et quelquefois déterminées à
l'avance. Les animaux ne peuvent s'en écarter,
car la nature agit à ses heures, sans excitation
comme sans secousse.

CLXVIII

Elle prépare et elle achève son évolution, et
le rut est la conséquence forcée de cet état de
choses, auquel l'animal n'a, en quelque sorte, ni
le désir, ni la puissance de se soustraire.

CLXIX

L'homme, après avoir soumis les animaux à son empire, a réglé leur union, et les animaux domestiques n'ont, d'après cela, d'autres produits que ceux que l'homme permet ou décide qu'ils puissent avoir dans ces circonstances.

CLXX

Dans les règnes inférieurs, la fécondation est soumise à une règle et un ordre souverains, invariables.

CLXXI

Cette règle y est si bien organisée, qu'elle ne paraît pas même y exister.

CLXXII

L'homme ne saurait donc être le seul être au monde chez qui la réglementation dans l'union des sexes ne puisse ou ne doive exister, être appliquée, être troublée,

Le seul être à qui elle ne serait ni nécessaire, ni utile, ni applicable (1).

CLXXIII

Les conditions de supériorité relative et de li-

----

(1) Voir au Répertoire alphabétique le mot : Réglementation.

berté dans lesquelles il se trouve placé, exigent, au contraire, d'une manière plus impérieuse, pour lui, cette réglementation.

Puis, l'homme a trop de passions pour pouvoir s'en passer.

CLXXIV

La nature des choses lui enseigne *l'usage* et lui fait craindre *l'abus*.

CLXXV

La période menstruelle lui enseigne que l'union des sexes a besoin de repos.

CLXXVI

Elle lui montre ce temps d'arrêt, afin qu'en apportant à ses désirs une modération nécessaire, ce repos serve à relever ses forces.

CLXXVII

L'homme est libre, assurément, de bien ou de mal faire, mais en franchissant la barrière du mal, il reçoit *immédiatement* le châtiment de sa faute, par la dégradation de ses organes.

CLXXVIII

Il lui est donc essentiel de ne pas livrer son corps à l'abandon, et d'en savoir diriger celles des fonctions qui peuvent être soumises à l'autorité d'une volonté sage et raisonnée,

A l'autorité de la science, éclairée par les *abus*.

CLXXIX

L'homme ressemble aux animaux par la construction intérieure et le jeu de ses organes.

Il s'en écarte et en diffère par le côté moral, la conscience, le libre arbitre, la réglementation dans l'union des sexes.

CLXXX

La première règle de l'homme a été la vertu dans la liberté.

CLXXXI

L'abus de la liberté a engendré l'artifice.

CLXXXII

La passion a contrarié la règle, et elle y a apporté des entraves.

CLXXXIII

L'homme, dans les dérèglements de l'âme, du corps et de l'esprit, a perdu sa plus précieuse substance, sa force, sa vie et ses facultés les plus nobles.

CLXXXIV

Sans guide, l'acte souverain a porté des fruits amers.

Comme conséquence, la perte de la vertu a amené avec elle celle de la santé et de l'harmonie des tempéraments et des fonctions.

L'éducation, la civilisation, le luxe, la mollesse, les excès, les maladies les ont modifiées, ont créé des besoins et des nécessités nouvelles.

C'est à tout cela que nous avons affaire à la fois; c'est à tout cela qu'il faut pourvoir.

CLXXXV

La réglementation dans l'union des sexes est une des branches de l'hygiène qui a pour but :

1° De diriger par la science nos fonctions génératrices ;

2° D'éviter les abus dans l'union des sexes et les maladies qui en dérivent ;

3° De réglementer la grossesse, soit en évitant, en retardant ou en favorisant la conception, selon les besoins ou les nécessités thérapeutiques qui se produisent.

CLXXXVI

La sélection est l'une des réglementations les plus puissantes de l'union des sexes.

CLXXXVII.

Chaque jour, ceux qui s'y livrent améliorent ainsi des masses considérables de produits.

CLXXXVIII

La réglementation de la grossesse est intimement liée à la réglementation de l'union des sexes, au triple point de vue, soit de la santé des parents, soit de l'amélioration des produits et des races, soit de la fixation du sexe embryonnaire.

CLXXXIX.

Tous les besoins doivent être satisfaits, car ils existent, avec les moyens de pourvoir à leurs services.

CXC.

Mais tout ce qui excède le besoin doit être retranché.

CXCI.

La négligence de ces principes et l'absence des moyens de règlementation ont enfanté un véritable désordre d'idées, de mots et de faits ; de là, la nécessité des définitions (1).

---

(1) Voir le Répertoire alphabétique défini.

CXCII

L'exemption de la grossesse ne se pratique que dans les cas de *contre-indication radicale*.

La préservation de la grossesse n'est applicable que dans les cas de *contre-indications temporaires*.

La réglementation des fonctions génératrices est applicable dans tous les cas.

Éluder la grossesse se prend en mauvaise part, par la fraude ou l'abus.

Éviter la grossesse s'entend par prudence ou nécessité.

CXCIII

La nécessité a ses lois comme tout en ce monde. Mais l'homme et la nature suivent souvent des lois ou des règles différentes, opposées.

CXCIV

La nature sacrifie à la production, le plus sou_vent. L'homme, au contraire, sacrifie souvent à sa propre conservation.

CXCV.

La réglementation de la grossesse ne peut être

obtenue que par la réglementation de l'union des sexes.

C'est la prophylaxie de la grossesse, ou la préservation de cet état dans les cas nécessaires.

CHAPITRE QUINZIÈME

PREMIÈRE DIVISION

de l'union

LA PRÉSERVATION

DE LA GROSSESSE DANS LES CAS NÉCESSAIRES

OU RÉGLEMENTATION ET PROPHYLAXIE CONDITIONNELLE

DE CET ÉTAT

Et quelques mots de mise en garde contre la syphilis.

CXCVI.

A dater de l'adolescence, le tempérament féminin subit d'importantes modifications, et four-
nit à l'étude de l'hygiène conjugale une véritable
pépinière d'observations.

La menstruation, l'acte générateur, la concep-
on, la suspension temporaire des règles, la gestation, l'accouchement et toutes ses périodes, la
délivrance, l'écoulement des lochies, le retrait de
la matrice, la fièvre de lait, la lactation, le sevrage, la menstruation de retour, et les divers
états pathologiques qui peuvent s'y joindre, en
forment le faisceau principal.

La sensibilité d'organisation de la femme, ses
habitudes dans le régime, son uniformité, le vestiaire, etc., viennent y ajouter leur contingent.

CXCVII

L'utérus rend la femme très-impressionnable.
Il joue, chez elle, un rôle très-considérable, pendant toute la période où cet organe est capable
de fonctionner.

CXCVIII

Il est plus difficile de favoriser et d'obtenir la
conception que de l'empêcher.

CXIX.

Il est plus difficile de remédier à la stérilité
ae a femme que de favoriser la conception.

CC

La stérilité de la femme est une chose rare,
est un état anormal.

CCI

L'état de grossesse est très-commun, et les serait bien davantage encore, sans les manœuvres
ou traitements antirationnels auxquels l'utérus
est en butte.

CCII

Ce sont ces tentatives, les excès vénériens, les
vices et les virus, qui ont, en grande partie, dénaturé, dégradé les tempéraments, engendré une
foule d'états mixtes, qui font aujourd'hui, pour
dire, partie de notre nature.

CCIII

C'est ainsi que s'explique, du moins en partie,
le rabougrissement de l'espèce humaine.

CCIV

A côté de grands plaisirs sont les grands
dangers.

CCV

La syphilis affaiblit la puissance des organes
générateurs, sans affaiblir le désir vénérien.

CCVI

Elle imprègne de son virus toute l'économie

animale, tous les fluides, tous les tissus, même
les moins vitaux.

CCVII

Elle se propage par contagion ou contact e
hérédité.

CCVIII

Il est rare que les enfants nés de parents contaminés, ne ressentent pas les atteintes de leu
origine, ou n'en portent pas les traces sous
forme quelconque.

CCIX

L'orgie, les libations, les festins, préparent
l'économie, ou prédisposent l'homme sain à co
tracter la maladie syphilitique, lorsqu'il s'y expose
dans les circonstances précitées.

CCX

Dans un établissement public, il faut e méfier
de tout, même du numéro d'ordre ou d'inscription à la visite de la même personne.

CCXI

A mourir de la syphilis, les femmes sont bien
plus dures que les hommes.

CCXII

Malgré l'étendue de ses surfaces génitales, la femme oppose aux efforts du virus vénérien une très-grande puissance de résistance.

CCXIII

Le sperme, naturellement répandu sur lesdites surfaces, calme merveilleusement la maladie vénérienne, et vient puissamment en aide aux dépuratifs nécessaires à parfaire sa guérison.

Il tend à réduire l'intensité du virus introduceur.

CCXIV

Le simple contact d'une muqueuse, d'une partie dénudée, contre des surfaces contaminées peut suffire à contracter le virus.

CCXV

La maladie peut naître loin du lieu qui a servi à son introduction. Dans ce cas, elle s'y est transportée par la voie de l'absorption et de la circulation.

CCXVI

La forme qu'elle affecte peut être très-différente de celle qui y a donné naissance, et telle qu'elle en puisse imposer à des yeux peu clair-voyants.

CHAPITRE SEIZIÈME.

Avantages de la méthode de la réglementation

de l'union conjugale

ET DE LA PRÉSERVATION OU PROPHYLOXIE CONDITIONNELLE

DE LA GROSSESSE.

RÉSUMÉ SYNTHÉTIQUE

La méthode de la réglementation des fonctions génératrices et de la préservation de la grossesse écarte de la femme de nombreuses maladies,

Celles surtout qui dépendent de la privation du fluide spermatique, ainsi que les maladies du col de l'utérus,

(Siége le plus ordinaire des cancers.)

Elle évite souvent la syphilis, la calme toujours, comme elle calme généralement toutes les maladies des organes générateurs.

Elle assure la plénitude des rapports maritaux.

Elle annule la pratique de l'avortement magistral.

Elle a une certaine influence sur la formation du sexe embryonnaire.

Elle est essentiellement conservatrice, et elle conserve la santé et la forme, par conséquent la beauté.

Elle fait sentir son influence jusque sur le caractère de l'épouse.

Elle moralise le mari en contribuant à l'harmonie du ménage.

Elle entraîne au mariage en éloignant la crainte des maladies des femmes, en les réduisant de nombre et de gravité, par le retour obligatoire aux saines pratiques dans les relations conjugales.

Elle amène l'augmentation de la population.

Et si, par impossible, cette considération était prise pour un inconvénient, elle trouverait, du moins, son contre-poids, dans l'éveil d'une ère nouvelle, à la source de laquelle ira se retremper l'énergie humaine.

CONCLUSION (1

RÉSUMÉ DE LA PREMIÈRE PARTIE

Il n'est pas raisonnable d'abandonner à lui-même l'un des actes les plus importants de la vie ;

De laisser sans direction la chose du monde à laquelle nous devons tenir le plus, comme source des jouissances licites, et comme élément prolifique.

Enfin, il est surtout imprudent de livrer nos organes à des pratiques vicieuses, qui ont sur la

---

(1) Définition : Conséquence tirée des principes.

santé et la vie un aussi grand et un aussi mal-
heureux retentissement.

Nota. — Les propositions qui précèdent ne
doivent pas être prises isolément et d'une manière absolue, mais relativement, et dans leur
ensemble.

RÉPERTOIRE

ALPHABÉTIQUE DÉFINI

RÉPERTOIRE ALPHABÉTIQUE [1]

DÉFINI

A

Abus.

---

[1] Table inventoriée avec ordre.

Il ne faut pas croire que le genre humain sera
perdu ou compromis, parce qu'on aura préser-
vé quelques femmes de la grossesse alors que
leur état réclamait impérieusement cette mesure.

Il faut croire le contraire, car la progéniture qui
serait acquise, dans ces circonstances défectueuses, serait défectueuse elle-même, et se
ressentirait toujours de l'état de santé de ses
auteurs.

Il vaut bien mieux, dans ces cas, s'abstenir de la
grossesse, et attendre, pour engendrer, que
l'économie soit redevenue apte à fournir à
nouveau des produits plus acceptables.

C'est en agissant autrement qu'on abâtardit
l'espèce, qu'on la rend malheureuse, et qu'on
arrive à la dégradation des tempéraments et
des charpentes humaines.

Abstention.

Sa définition. C'est la répudiation d'un acte dont

on regrette ou refuse d'accepter les conséquences.

Accouchement.

Sa définition. C'est la rupture des membranes,
   et l'éclosion de l'œuf humain, entre 6 et 10
   mois de grossesse.

   En ce cas, la grossesse s'exclut d'elle-même.
La certitude des obstacles graves à l'accouchement sont des contre-indications de grossesse.

Acte.

Acte conjugal.

— doit être accompli le plus naturellement possible.
— incomplet ou tronqué. C'est la réticence maritale.

Il expose aux maladies :

1° La femme, parce qu'il prive ses parties génitales de leur lubréfaction par le fluide spermatique.

2° L'homme, en ce qu'il occasionne de fréquentes altérations de la prostrate. L'altération de cette glande, ou mieux, de cet amas de follicules muqueuses est fort grave.

La mort arrive au milieu des souffrances de l'enfer le plus atroce. C'est la fin des vieux libertins.. 60

Age.

Sa définition. C'est l'époque quelconque de la vie, ou d'un corps qui a vécu.

— trop tendre, trop avancé, ses conséquences physiologiques, au point de vue de la grossesse, du mariage et du produit de la conception.

Contre-indication de grossesse, sinon d'union conjugale.. 21

— Accord des âges.

Agent.

Sa définition. Tout ce qui peut produire ou exercer une action, une modification quelconque.

— le plus destructeur de l'homme.

Quel est-il ?

Allaitement.

La contre-indication qui provient d'un âge
trop avancé est radicale et incurable, cela va
de soi.

Nous trouvons, à ce sujet, dans Mathieu (1)
un article auquel nous empruntons les lignes
suivantes :

« Je crois devoir dire que beaucoup de
femmes redoutent la fatigue de la lactation,
craignent de perdre leur fraîcheur, et s'ima-

---

(1) Études sur les maladies des femmes, p. 398.

ginent pouvoir se dispenser de nourrir. C'est une erreur déplorable, en ce sens qu'elle nuit autant à la mère qu'à l'enfant. »

Combien de femmes s'empresseraient de nourrir, si elles savaient que, loin de nuire à leur santé et à leur beauté, elles travaillent à assurer l'une et à augmenter l'autre !

Rousseau offrait des lacets aux jeunes femmes à la condition qu'elles nourriraient leurs enfants. Je ne sais s'il eut un grand débit. Mais il est probable qu'il eût fait beaucoup de conversions, en menaçant de laideur celles qui s'affranchiraient d'un devoir dont l'exercice modéré est pourtant si doux !

Il est bien vrai, cependant, que les femmes enlaidissent en ne nourrissant pas.

Il existe aussi un fait révélateur de la solidarité établie entre les seins et l'appareil de la gestation. Ce fait ne nous paraît pas dépourvu d'intérêt.

En 1829, M. Récamier a publié un ouvrage intitulé : *Recherches sur le traitement du cancer par la compression méthodique et combinée.*

Or, rendons ici à Dieu ce qui appartient à Dieu, c'est presque le cas de le dire. M. Récamier, fréquemment appelé dans les couvents, a doté la science d'un fait d'observation personnelle. Je le tiens de source certaine, et ne crains pas d'être démenti. Dans les couvents, les religieuses, dans le but de réprimer l'envahissement mondain d'une gorge trop volumineuse, compriment les glandes mammaires avec des rondelles d'amadou.

Les seins finissent par s'atrophier par suite de la compression et de l'iode contenu dans l'amadou.

Mais ce que les Iconoclastes de nos jours n'ont pas prévu, c'est que, en raison de la solidarité dont nous nous entretenons, l'appareil reproducteur profite du retrait des glandes mammaires. Or, comme le bassin est l'expression de l'état anatomique et physiologique de la matrice, il en résulte que les hanches et les muscles de la partie postérieure du bassin des femmes soumises à ce traitement acquièrent un énorme développement et une exagération des dimensions normales.

Il nous reste à savoir si ce surcroît de séve, de nourriture et par conséquent de développement de l'appareil générateur n'est pas un obstacle de plus opposé au calme de l'âme de la personne qui consacre sa vie à la religion et à ses exercices.

Le fait de mutation et de transport de nutrition d'un organe sur un autre, ou sur tout l'organisme en général, par suite de l'ablation d'une partie quelconque, est un fait hors de doute. Il a été compris de tout le monde. Les nourrisseurs et les engraisseurs eux-mêmes profitent chaque jour de cette action.

C'est ainsi qu'ils retranchent les cornes des animaux , et qu'ils choisissent des races à fanons peu prononcés, pour ne pas nourrir inutilement des organes dont la valeur vénale est très-minime, relativement à celle de la chair musculaire ; et cela, dans le but de reporter sur celle-ci des éléments dont ils ne tiraient aucun, ou presque aucun profit.

Ces messieurs vont donc beaucoup plus loin encore que M. Mathieu, et n'ont pas attendu sa judicieuse observation.

Il y a donc lieu d'examiner ici si la pratique qui a été rapportée par M. Récamier chez les personnes dont nous venons de parler n'excite pas, chez elles, des passions qui sont loin d'être en harmonie avec la vocation ou la destination auxquelles elles consacrent leur existence, et s'il est prudent, s'il est juste de les y exposer à leur insu, et de les forcer ainsi à une très-forte contension des sens ; enfin, d'examiner si ce fait ne constitue pas une imprudence commise par l'ignorance soit des faits physiologiques soit de leur conséquence.

Je livre ces réflexions à l'appréciation des physiologistes, des philosophes et des théologiens.

Altération.

Amélioration.

Apoplectique.

Ascendants.

Ils transmettent facilement à leur progéniture leurs dispositions à certaines maladies qui, par cela même, constituent des contre-indications de grossesse.

De ce nombre sont........................ 22

    1. Les rhumatismes.
    2. La goutte.
    3. Les scrofules.
    4. Les calculs.
    5. L'apoplexie.
    6. L'hypocondrie.
    7. L'hystérie.
    8. La folie.
    9. Le crétinisme.
    10. Le rachitisme.
    11. La phthisie pulmonaire.
    12. La syphilis.
    13. Les cancers de l'utérus.
    14. Les vices de conformation.

Avantages.

Sa définition. Utilité favorable ou supériorité profitable.
— de la réglementation de l'union conjugale, et de la préservation de la grossesse et de la syphilis......................... 165 à 192

Un des avantages de la méthode n'a pas été

noté dans le courant de ce travail, c'est qu'elle
est essentiellement conservatrice.

Les mots : Santé, Beauté, Jeunesse, Conservation des formes, tous ces mots ont, entre
eux, un très-grand air de famille. Ils réagissent les uns sur les autres, et sont unis par
les liens d'une étroite sympathie.

Ils ne sont pas sans influence au point de
vue de la procréation ; et les formes seules,
apportent souvent avec elles et plaisir et profit.

Avortement.

Sa définition. C'est la rupture, provoquée ou
non, de l'œuf humain, avant l'époque normale,
suivie de l'expulsion ou de la sortie des produits de la conception.

L'avortement conduit au carcinome, c'est-
à-dire au cancer. Il ne serait pas mal que ce
fait fût plus connu des femmes.
Les tentatives faites dans ce but criminel produisent souvent ce résultat. Les substances
abortives ou les manœuvres pratiqués par des
personnes indignes de notre ministère ont

fini souvent par la mort du sujet qui en a été l'objet.

M. Mathieu cite à ce sujet une jeune femme qui, désespérée d'avoir un nouvel enfant, lui annonça qu'elle était décidée à aller trouver une personne qui se chargeait de semblable office. Mais il lui parla du cancer de la matrice, et ce mot a peut-être décidé de l'existence d'un homme.

B

Bain.

Sa définition. Contact immédiat plus ou moins prolongé d'un corps ou d'une partie dans un autre milieu que l'atmosphère.

Besoin.

Sa définition. C'est le sentiment qui nous pousse

But.

Calcul.

Cancer.

Sa définition. Dégénérescence d'un tissu vivant
en une matière lardacée, encéphaloïde ou cé-
rébriforme, occasionnée par une irritation
chronique.

Depuis quelques années, il s'est développé d'une façon inquiétante. La diathèse cancéreuse s'est répandue par la progéniture, car il suffit d'un sujet contaminé pour fausser la constitution de toute une génération d'individus.

Individuellement, le cancer est causé, soit par un exercice sexuel trop fréquent, trop prolongé ; soit par le choc réitéré sur le col de l'utérus, d'un organe disproportionné ; soit par les mauvais procédés de préservation, la privation du sperme; quelquefois par une influence congéniale.

Il commence par l'irritation de l'organe féminin, dont l'orgasme n'est pas calmé par suite de l'absence du bain local de semence. (Voir au mot Santé, p. 431.)

Cette irritation passe à l'état chronique. Puis elle continue par les sécrétions morbides concomitantes internes, la perversion de la sensibilité de l'organe, l'altération des propriétés vitales, et enfin par sa destruction complète.

La mort arrive au milieu des souffrances atroces qui ne peuvent être comparées qu'à celles de la fin des prostatiques.

La méthode de la préservation de la grossesse préserve également des cancers du col,

C

Cause.

Ce sont des contre-indications temporaires
de grossesse.

Célibat.

Le célibat a, chez tous les peuples, une
très-grande portée.

« Helvétius rapporte que le peuple chinois ne pensait pas que la religion catholique pût prendre chez lui, à cause du célibat qu'elle impose à ses ministres.

« Cette société de Chine, si puissante, si souvent combattue, mais jamais renversée, prouve une fois de plus combien le réseau étendu sur le monde par le système sexuel a de solidité et de force, lors même qu'il ne s'y applique que d'une manière indirecte. »

(Mathieu.)

Classification.

Coït.

Le coït est une fonction sérieuse, la plus

sérieuse de toutes par ses conséquences dans l'abus. Le coït sans discernement, c'est le gaspillage de l'essence vitale : c'est un badinage mal entendu.

Condom.

Nom propre.

S'applique à la membrane ou à la valvule ilio-
cœcale du mouton, préparée pour l'usage dé-
signé par le docteur Condom.

Le procédé du docteur Condom a pour objet d'éluder la grossesse, et non de l'éviter
pour des motifs nécessaires, et par conséquent avouables.

Il constitue une des fraudes les plus fréquentes de la classe aisée de la société.

Il est également employé contre la syphilis
des parties génitales de l'homme, qu'il ne
peut préserver qu'imparfaitement.

Ses plus graves défauts sont :

1° Sa pose longue et difficile.
2° Il ne comporte pas le secret(entre époux).
3° Il émousse la sensibilité des parties.

4° Il isole des surfaces qui, dans l'acte conjugal, doivent être en contact immédiat.

5° Sa solidité n'est pas toujours suffisante,
partant il est infidèle.

6° Il refuse aux parties de la femme le bain
local de semence.

7° Il expose aux cancers de l'utérus, qui se
sont beaucoup développés de nos jours.

C'est assez... c'est trop !

Le procédé Condom a causé des maux in-
calculables.

Conformation.

Définition. — Disposition primitive des différentes parties d'un corps.
— Vices de (Voir la classification des maladies
au point de vue des contre-indications de la
grossesse) 22

Consanguin.

Définition. — Parenté assez proche.
— Mariage.

Leur action délétère sur les produits de la
conception.

C'est une contre-indication de grossesse,
tant que les conjoints n'ont pas suivi un régime approprié aux besoins de correction

qu'exigent, dans certains cas, leurs tempéra-
ments   23

Lorsqu'une famille s'ente trop souvent s ur
elle-même, elle semble user de sa propre vie.

D'autres auteurs considèrent cet obstacle
au point de vue moral, c'est-à-dire de l'immo-
bililé.

En voici un des plus spirituels :

« Le vrai danger de ces unions, c'est un danger moral. Il est réel pour tout autre que le
marin, affranchi, par sa vie errante, des in-
fluences trop fortes du foyer. Ce n'est pas sans
raisons graves que, de moins en moins, en
France, on épouse les parentes. (Voyez la statistique officielle.) Par les charmes des souvenirs communs, le mariage risquait de rete-
nir fortement l'homme dans les liens du passé.

« Un joli Véronèse, au Louvre, exprime cela
parfaitement. La fille de Loth est si lente à
quitter la vieille cité qui s'écroule sur sa tête
que l'ange la prend par le bras, la traîne, et
avec cela, elle trouve encore moyen de n'a-
vancer point, disant :

— Attendez seulement que j'aie remis mon
soulier.

— Nous n'avons plus le temps, ma belle.
Veux-tu donc rester là, en statue, avec madame ta mère ? Nous devons aller en avant.
Mais, non, nous n'irons pas seuls. Laisse-toi
porter seulement, si tu ne peux pas marcher!

« La vigueur de l'homme moderne qui entraîne avec lui les mondes, pour t'enlever,
faible et légère, n'en sera pas bien retardée! »

(M   ·229, etc.)

Madame Loth, esprit for   indocile, de
l'ange avait oublié la leçon.

Tourné la tête,
La vieille bête !
D'un coup du ciel
Devint femme de sel.

(Auteur inconnu.)

Chose remarquable : ici même langage et
 me irrévérence ; mais aussi même respect
 our la vérité historique.

Conservation.

Définition. — Action de ne pas se défaire de…
de veiller à ce qu'une chose ne dépérisse pas.

— de la matière séminale dans les vases naturels
destinés à la recevoir...   46
— du sujet, c'est la loi naturelle............ 96

Contact.

Définition. — État ou situation de   sieurs corps
qui se touchent.

Lorsqu'il y a virus vénérien, le contact du
sexe contaminé expose l'autre à contracter la
maladie, mais celle-ci peut être avantageûse-
ment modifiée par le bain local de semence,

L'affaiblissement du virus syphilitique emprunte beaucoup à cette proposition.

Contre-indication.

Définition. — Incident ou vice qui forme obstacle à l'application d'une mesure thérapeutique
  ou physiologique.

Il ne convient pas d'élargir ce cadre nosologique. Cependant, tout doit être réglé dans
une certaine mesure, à cause de l'état précaire
des produits perpétrés dans de mauvaises conditions.

Engendrer dans ces cas, c'est travailler à
l'abâtardissement de l'espèce humaine.

Attendez, soignez-vous, rien ne presse,
excepté la réglementation dans l'union.

Convalescence.

Définition. — État intermédiaire entre la santé
et la maladie, et après la solution de celle-ci.

Il est très-important de se mettre en garde
contre cet état.

— C'est une très-forte contre-indication de grossesse, à laquelle elle expose l'épouse adulte
d'une manière presque infailllible, quand celle-ci
se livre au coït sans user de la méthode de la

Copulation.

Définition. — Accouplement des deux sexes.

— Excès numérique de la copulation de la femme

Crétinisme.

Définition. — État voisin de l'animalité. Conformation très-défectueuse des habitants goî-
treux et stupides de certaines montagnes, avec
inclination à la débauche.

D

Danger.

Définition. — Dommage, préjudice et quelquefois péril.

Dégradation.

Définition. — Dépérissement, affaiblissement,
commencement de ruine.

Elle tient à la propagation des vices et des
virus ;
Aux essais antimédicaux et contre nature ;
Aux excès vénériens ;
A la perpétration du mariage entre parents,
cause de leurs produits ;
Aux fraudes, aux manœuvres, aux réticen-
ces conjugales ;
Aux moyens empiriques (procédé Condom),
mal appropriés, opposés à la conception ;

A la gêne, à la contrainte dans l'union des sexes.

Elle tient aux vices de la législation qui permet le mariage entre personnes d'un âge disproportionné, ou atteintes de maladies héréditaires, etc.   124

Délabrement.

Définition. — S'entend du mauvais état de

— de la santé de la mère, après une ou plusieurs grossesses. C'est une des contre-indications de la grossesse.   20

Descendants.

Définition. — Postérité des individus.

— Leur aptitude à recevoir l'influence et la transmission des maladies de leurs auteurs.   22

Déviation.

Sa définition (de via). — C'est la direction vicieuse par laquelle un corps se détourne de sa voie normale.

— Ici, c'est l'écart de la fonction sexuelle, c'est un vice. Il constitue un des abus les plus graves de l'union des sexes.   6

Les cancers du rectum reconnaissent souvent cette origine, ainsi que les ulcérations et chancres de la bouche ou des organes qui y sont contenus.

Difficulté.

Définition. — Ce qui met obstacle à l'exécution des choses.

Cette application rentre souvent dans les cas de la médecine la plus épineuse. C'est pourquoi je ne saurais trop répéter que : « Le « conseil du médecin doit toujours précéder « toute détermination, ne dût-il être que mo-« ralisateur. »..................... 23, 205

Dissémigation.

Définition. — Action de répandre çà et là.

(Voyez au mot Danger.)

E

Ecart.

Mot pris au figuré.

Définition. Déviation de la fonction sexuelle par le choix vicieux d'un réservoir contre nature.

C'est un des plus graves abus dans l'union des sexes.............................. 6

L'union des sexes ne comporte aucun écart. Les sexes sont faits pour être unis, dans leurs fonctions, ils ne peuvent s'en *écarter* sans vice.

Elément.

Ce mot qui est pris au figuré, veut dire : agent (qui agit).

— Le plus destructeur de l'homme, quel est-il ?
      Est-ce l'abus des plaisirs ?
      L'extension et la propagation des virus ?
      La dissémination de la semence ?
      C'est un peu de tout cela, assurément, et l'énumération précédente procède par ordre de nocuité croissante.

Mais il existe un élément qui prime tout cela.

Cet élément, c'est le *luxe*, qui dévore plus que le temps, qui ronge plus que le temps, qui tue plus vite et plus sûrement que le temps ; qui tue plus vite que la guerre, qui fait plus de victimes que la peste ;

Parce qu'il mène à la mollesse, à la paresse, à la débauche, au célibat, à la ruine de la santé, de la bourse et des sens, à tout ce qui est un mal.............................. 217

Voyez : Luxe............................ 414

Éluder. — Éviter.

Éluder la grossesse, s'entend en mauvaise part, par la fraude ou l'abus.

Éviter la grossesse, s'entend en bonne part, par prudence ou nécessité. Dans ce cas, il y a :

1º La remise ;

2º L'exemption de la grossesse. Au-dessus de tout, il y a la réglementation. Ces mots ont été définis en leur lieu.

Émission.

Définition. — Action par laquelle une matière est chassée hors du corps.

Époux.

Exemption.

Excès.

--- de la sagesse ; il a ses inconvénients, mais il est fort rare.

J'ignore comment on faisait du temps d'Hippocrate ; mais ce n'est pas sans raisons, sans doute, qu'il disait :

État.

Définition. — Situation ou manière d'être d'une personne ou d'une chose.

Espèce.

Définition. — On désigne, sous ce nom collectif, une masse d'êtres qui se ressemblent plus entre eux qu'ils ne ressemblent à d'autres.

— humaine (L') dégénère, si la population augmente. Cela prouve que la conservation du sujet est en voie de progrès et qu'elle l'emporte sur la propagation du genre. La moyenne de la vie est plus considérable

F

Famille.

Définition. — Réunion des individus du même
sang.

Fécondation.

Définition. — Passage ou transformation de la
matière à l'état d'individu vivant.

— Elle n'a pas toujours lieu, même dans les
conditions les plus favorables à cette œuvre.
Elle présente, au contraire, dans tous les règnes de la nature, de très-nombreuses exceptions, naturelles ou provoquées. 135 et suiv.

Dans ces derniers temps, le dernier Empire, s'appuyant sur un auteur étranger, a
préconisé la fécondation artificielle des cé-
réales.

La méthode Hooïbrenek, qui a été prise au

sérieux par quelques-uns, a été l'objet de recherches et d'expériences tentées, sans succès, sur une grande échelle. Elle a été abandonnée.

M. Hooïbrenck craignait de manquer de semence, il ne manquait que de nourriture.

Il ressemblait à ces gens qui craignent que le germe manque à la population.

La question de la population ne deviendra jamais une question de semence, mais au contraire une question d'abondance ou de disette. La population augmente avec l'abondance naturelle ou importée.

Quelle est, actuellement, l'unique préoccupation des ménages? C'est l'envahissement du luxe, du luxe féminin surtout.

Quelle est l'idée fixe des célibataires? C'est l'unification du luxe, ou l'extravagance des cerveaux féminins, par suite d'un vice dans l'association des idées (1).

Personne ne craint de manquer de semence, puisqu'on trouve, au contraire, qu'il y en a trop et qu'elle est embarrassante.

La preuve, c'est qu'on la dissémine, qu'on la retient, qu'on la disperse, qu'on la gaspille avec intention et connaissance de cause.

_____

(1) On associe l'idée de bonheur avec l'idée de luxe, au lieu de l'associer avec l'idée de simplicité et de modestie.

Et voici en vertu de quel raisonnement on prétend bien agir en agissant ainsi :

Il est clair, dit-on, que si la semence était toute mise à profit, il y en aurait beaucoup trop.

Cela n'est pas du tout clair, et je m'inscris en faux contre cette proposition.

Si le sperme ne servait qu'à engendrer, il y aurait, en effet, un excédant ; en admettant, toutefois, que le sperme rencontrerait, à chaque union sexuelle, les conditions les plus favorables à sa réussite.

Or, il s'en faut de beaucoup qu'il en soit ainsi.

Mais, divisons le rôle du sperme, rôle qui est bien plus complexe qu'il ne le paraît au premier abord ; et considérons-le comme calmant et lubréfiant.

A ce titre seul, il n'y a de sperme que la quantité justement nécessaire à l'accomplissement de la fonction copulatrice.

Dans tous les cas, n'est-ce pas à la nature qu'il appartient de se faire et de se défaire elle-même ?

Lorsqu'un arbre est trop chargé de fruit, la nature ne se charge-t-elle pas d'opérer elle-même ses retranchements, afin de ne laisser porter à l'arbre que ce qui est justement nécessaire à l'harmonie et à l'équilibre de ses moyens vitaux, à la séve du végétal ?

La position est donc forcée, et le végétal n'y peut rien.

Remontons l'échelle des êtres, et voyons chez les animaux.

Ici, la semence n'est pas du tout perdue. Elle est, au contraire, très-bien utilisée. Une seule fraction n'en est dissipée, parce que le rut est fixé d'une manière invariable, et que l'animal n'a, en quelque sorte, ni le désir ni la puissance de s'y soustraire.

Cependant la fécondation n'a pas toujours lieu.

La nature a su faire, elle-même, ses retranchements.

Cette position est donc encore forcée, et l'animal n'y peut rien.

Remontons encore plus haut, chez les êtres pensants et intelligents, chez l'homme enfin.

Ici, la position est bien différente.

Nous avons à lutter contre toutes les passions; contre le libre arbitre, c'est-à-dire contre la liberté...

Lutter contre la liberté!

Et la nature a fort à faire... en tous temps... en tous lieux...

La position devient donc celle que l'homme se fait à lui-même, c'est-à-dire qu'elle est très-souvent mauvaise.

Quoi qu'il en soit, le médecin est là pour y

parer. Minístre de la nature, en cette matière si délicate (1), lui seul possède l'autorité compétente, et c'est à lui qu'incombe la décision de l'opportunité du sacrifice.

Ainsi posée, la question est toute résolue.

Ce sacrifice ne doit jamais être consommé.

Il ne s'agit plus que de savoir, pour chaque cas en particulier, s'il y a lieu, ou non, de décréter le règlement de la grossesse, c'est-à-dire son retard, ou bien son exemption entière.

C'est là toute la question, et le médecin seul a qualité pour la résoudre.

Dans tous les cas, la semence ne doit pas être détournée de ses réservoirs naturels, où elle doit remplir les divers rôles pour lesquels elle a été créée. Et la grossesse étant l'exception dans l'immense majorité des cas où la semence est mise en jeu, il s'en suit que la non-fécondation de la femme ne saurait en aucune façon lui être nuisible, dans le cas où le médecin serait obligé *d'ordonner* la préservation par mesure thérapeutique.

Filles inscrites.

Définition. — Filles qui font de leurs charmes

---

(1) Ce titre est-il plus ambitieux que celui de ministre de la religion, ou ministre de Dieu? ministre des cultes?

métier et marchandise, sous la survéillance de l'administration.

L'usage excessif, mais froid et sans passion, qu'elles font des fonctions et des organes sexuels, les expose peu à la grossesse. Il ne les fatigue pas trop, parce que leurs organes sont passés à l'état de chose inerte, et qui conséquemment n'est plus bonne à rien.   93

L'imagination du sujet est au repos, c'est une fatigue de moins. Les ébats sont pure grimace et comédie, moins le talent   94

Le sperme sature leurs organes et y maintient la santé.

(Proportion gardée dans les risques à courir, elles sont beaucoup moins souvent malades que les autres femmes.)

Elles conçoivent rarement, quoique n'étant pas stériles.

(Elles sont inertes et non inaptes.)..   93

L'utilité de leurs établissements est *au moins* douteux.   92

Fleurs blanches.

Définition. — Employé seul, le mot fleur est le nom donné par le vulgaire à l'écoulement menstruel, concurremment avec le mot règles, qui est encore plus familier. Le mot fleurs blanches est généralement destiné à désigner l'écoulement des mucosités vaginales.

Le mot fleurs est la corruption de flueurs
(*fluere, fluor*), fleur, flot, flux, plaie qui flue.
Couler, coulure, écoulement.

Ce dernier mot est la traduction stricte.

Folie.

Définition. — Dérangement des facultés intellec-
tuelles ou affectives.

Au nombre des actes de folie, on pourrait
bien ranger la perte de la semence. C'est une
véritable aberration de l'esprit.

La folie est une contre-indication de grossesse et donne lieu à sa préservation.

G

Grossesse.

Sa définition. — État d'une femme qui a conçu.

— et lactation simultanée sont incompatibles.

Goutteuses.

Définition. — Inflammation périodique des surfaces articulaires, liée à une irritation viscérale comme dans le rhumatisme.

H

Hasard.

Définition. — Condition d'incertitude, mot vide
de sens. Le hasard, à proprement parler,
n'existe pas, puisqu'il représente la négation
des causes, ce qui est impossible à admettre.

Et si le hasard existait, serait-il convenable
de lui abandonner la chose la plus précieuse

de nous-mêmes, comme la procréation, par exemple ?

Hygiène.

Définition. — Branche de la médecine qui a pour but la conservation de la santé dans les différents rapports ou milieux que les êtres organisés et vivants ont à supporter.

— conjugale (1).

Hypochondrie.

Définition. — Maladie morale et physique occa-

---

(1) Il existe bien des livres d'hygiène conjugale. Je n'entends arler que des livres sérieux, et non de ceux qui sont nés our mourir dans les cabinets de lecture.

sionnée par la simultanéité d'irritation chronique encéphalique et viscérale.

Hystérie.

L'hystérie a pour siége l'utérus.

Elle indique une grande surabondance de richesses nerveuses la dans région abdominale de la personne affectée.

Dans l'hystérie, l'utérus et l'amour jouent un grand rôle.

Si l'amour se tourne du côté de Dieu, quel sera, dans ce cas, le rôle du médecin ?

Si en anéantissant l'hystérie, si en la modérant, il anéantit, il modère le sentiment religieux ?

Cette crainte est-elle concevable ?

Je ne le crois pas.

Il est difficile et rare de guérir l'hystérie.

Et quant au sentiment religieux, une fois en possession d'une âme, je le crois inattaquable, ou du moins inexpugnable.

L'âme est un jardin qu'arrose la prière, dit sainte Thérèse. L'âme de sainte Thérèse est ivre, en effet, de l'amour divin.

L'hystérie chez elle était portée à l'excès, pour ainsi dire à la passion.

J'ai déjà dit que la passion n'était pas une chose mauvaise en elle-même.

Elle n'est mauvaise aujourd'hui que parce que notre milieu est vicié.

I

Incompatibilité.

Imagination.

L

Lactation.

Sa définition. — C'est la fonction de l'allaitement. Voyez ce mot.

La lactation trop prolongée est un abus....... 36
C'est la réglementation anormale des personnes du sexe féminin, attendu qu'elle a une action très-considérable sur l'utérus, par sympathie 158

Cet abus expose la femme à une maigreur excessive, et surtout lorsqu'elle se livre trop à la passion sexuelle.
C'est la lactation luxurieuse.

Il est rare que la maigreur qui est la punition de cet abus puisse être jamais effacée. 37

D'un autre côté, si l'on ne nourrit pas, on rend stériles les efforts de la nature, dont nous redoutons toujours les vengeances.

La lactation trop prolongée a plus d'inconvénients que le sevrage anticipé............ 34
Exposé de la situation d'une femme qui est à la fois grosse et nourrice................... 29
Voir aux mots : Allaitement et Métier.

Liberté.

Définition. — Condition morale relative d'un être pensant, dont la volonté n'est arrêtée que par la loi ou la force majeure.

Liberté de l'homme.

Quelle est, en cette matière, la première limite de la liberté de l'homme, quelle en est la dernière? La première limite, c'est le choc de la volonté opposée de la femme, ou sa force qui l'abandonne. La dernière, c'est la conception.

Liqueur.

Lubréfaction.

Luxe.

« Des besoins dévorants, c'est l'éternel asile. »

C'est le tonneau des Danaïdes.

Mais, au lieu d'une si ardente critique, ne vaudrait-il pas mieux s'adresser simplement à la femme, et tirer au cœur ?

Madame, en suivant le bon ton,
N'outrez pas la coquetterie,
Soyez modeste et sans façon,
Vous n'en serez pas moins jolie.
N'avez-vous pas assez d'appas,
Assez de grâce, sans parure ?
En vous créant, ne fit-on pas
Le chef-d'œuvre de la nature ?

(Auteur inconnu.)

M

Maisons publiques.

Définition.— Établissements publics où la prostitution est surveillée et réglementée.

— Elles ont été instituées pour sauvegarder l'honneur des maisons privées.

Mais ce but est-il véritablement atteint ? C'est au moins douteux.

Maladie.

Définition. — Interruption ou cessation de la santé.

Un auteur bien connu disait ceci :

Chaque siècle se caractérise par sa grande maladie. Le treizième fut celui de la lèpre ; le quatorzième de la peste noire ; le seizième de la syphilis; le dix-neuvième est frappé aux deux pôles de la vie nerveuse dans l'idée et dans l'amour ; chez l'homme, au cerveau énervé, vacillant, paralytique; chez la femme, à la matrice douloureusement ulcérée.

Ce siècle sera nommé le siècle des maladies de la matrice, autrement dit, de la misère et de l'abandon de la femme, de son désespoir.

La punition est celle-ci : c'est que cette

femme souffrante, de son sein endolori n'en-
fantera qu'un malade, qui, s'il vit, cherchera
toujours, contre l'énervation native, un secours fatal dans l'énervation alcoolique et
narcotique.

Supposons que, par malheur, un tel
homme se reproduise, il aura d'une femme
plus souffrante encore, un enfant plus énervé.

Vienne plutôt la mort pour remède et
guérison radicale !

Mariage.

Définition. — Union des époux par le consentement et par acte.

Le docteur Mayer affirme qu'au bout d'un certain temps, les traits du mari et de la femme
se fondent, et finissent par acquérir un certain degré de ressemblance. Il attribue ce
fait à l'influence de l'union conjugale.

Le fait est très-exact. Seulement, ce n'est pas en raison de l'union conjugale qu'il a lieu.

Il est la suite toute naturelle, lorsqu'il se produit, de la similitude des idées, des goûts, des habitudes, des impressions qui réagissent directement sur les visages.

C'est ainsi qu'une servante laide, qui habite longtemps avec une maîtresse jolie, finit, à la longue, par devenir, je ne dirai pas jolie elle-même, mais sensiblement moins laide.

C'est l'effet d'une espèce de magnétisme.

Médecine.

Définition. — Science qui apprend à conserver la santé et à combattre la maladie.

— épineuse. C'est celle qui résulte de l'examen des cas qui comportent la préservation ou le règlement de la grossesse............. 23

    « Pour cela, le médecin doit toujours être « consulté, son rôle ne dût-il être que mora- « lisateur. » 205

Médecine. — Dans l'examen des cas de préser- vation.

Les lignes qui précèdent ne sont pas écrites dans un but restrictif. Mais, en toutes choses, il faut ne vouloir simplement que ce qui est juste.

(Pas de médecine de tolérance, c'est la médecine des indociles.)

Il est juste que chacun se mette en garde contre lui-même. Qui peut se vanter de se connaître assez passablement pour juger, de lui, les choses physiologiques, même les plus simples ?

Les femmes sont quelquefois, et sans s'en douter, dans les conditions voulues pour la remise ou la préservation. Il faut qu'elles consultent leur médecin.

Il m'est arrivé souvent d'être consulté pour des cas d'exemption du service militaire que je jugeais n'être pas valables; tandis qu'à côté, j'en découvrais d'excellents.

C'est donc dans l'intérêt combiné et bien entendu des personnes, dans l'intérêt de la méthode et de la morale que sont faites les recommandations qui précèdent.

Moyens.

Définition. —Expédients ou manières employés pour arriver à un but déterminé.

— empiriques employés de nos jours pour empêcher la conception.

Jusqu'ici, tous se sont montrés plus ou moins défectueux, dangereux ou immoraux.

Mort.

Pour l'individu, c'est la fin du temps et du
mouvement. Pris au figuré, c'est la cessation
absolue de..... .

Métier.

Mot pris au figuré, mais en mauvaise part.

Nature.

Mot pris au figuré. — Lois qui régissent et gouvernent toutes choses.

Si l'on abuse de la nature un seul jour, la nature le subit, sans trop de réaction. Les frais de la réparation sont pris sur la masse, et il n'en paraît rien.

Si l'on abuse davantage, elle réagit plus ou moins fortement, et d'une manière générale, dans la plupart des cas.

Si les abus continuent et s'ils se répètent souvent, la réaction se produit dans l'organe dont on abuse, en même temps que dans l'organisme entier. Les membranes s'irritent, leurs sécrétions augmentent; leur sensibilité s'exalte, s'exagère, se pervertit, les tissus s'altèrent, avec les fonctions et les propriétés vitales. Enfin arrive la dégénérescence des tissus et la mort.

Lorsque les choses ne sont pas poussées à ce point, c'est l'innervation qui est plus ou moins profondément atteinte.

Chez l'homme les maladies des voies génito-urinaires, les rhumatismes, l'impuissance, la calvitie, le satyriasis se font sentir.

Chez la femme, les maladies de l'appareil générateur et les névroses, la nymphomanie sont plus particulièrement communes.

Les maladies nerveuses communes aux deux sexes sont : l'ébranlement de l'intelligence, l'épilepsie, l'épuisement, la confusion et la tristesse, le dégoût de la vie, la démence, l'hypocondrie, la langueur, la léthargie, la lypémanie et les névropathies.

Voici, au sujet de la nature, les idées d'un

homme qui n'est pas médecin, mais qui a beaucoup vécu avec la science.

C'est Michelet :

« La nature, heureusement, ne se fie pas à nous pour les grandes fonctions de la vie qui la conservent. Elles s'accomplissent d'instinct et comme sous l'empire du sommeil.

« Notre chimie physiologique, si prodigieusement compliquée, va son chemin sans demander conseil.

« Il en a été ainsi de la perpétuité de l'espèce humaine, opérée par l'amour et le mariage, par la constitution de la famille. Tout cela n'a presque en rien changé, et l'homme est resté, pour ces grandes choses essentielles, dans la ligne raisonnable.

« La déraison ne s'est trouvée que dans les hauts esprits, les hommes de pensée et d'autorité, dans les guides de l'espèce humaine.

« Exemple, les économistes, les profonds politiques, qui se sont figuré pouvoir réglementer l'amour, retarder ou précipiter le cours de la fécondité. Pas un ne s'est informé de ce que c'est que la fécondité. Ils ignorent que l'on a tranché la thèse malthusienne où ils vont toujours à tâtons.

« Exemple, les théologiens, qui ont si merveilleusement éclairé la conception, sans connaître ce que c'est que la conception.

« Exemple, les casuistes, qui ont si parfaitement dirigé, purifié la vie conjugale, sans savoir ce que c'est que le mariage.

« Ajoutons les littérateurs, ceux qui, dans tant de livres éloquents, ont discuté le droit et le fait, accusé ou la femme ou l'homme, posé la question de la supériorité d'un sexe sur l'autre.

« Notre grand romancier, cette femme d'admirable puissance! notre grand discuteur, cet homme de bras fort et terrible, qui, secouant le pour et le contre, fait partout jaillir l'étincelle !

« Le monde les contemple en ce grand plaidoyer.

« N'est-il pas étonnant qu'aucun des deux n'ait descendu au fond du sujet même, à la base inférieure, d'où pourtant fleurit tout le reste ?

« Inférieure ? Rien n'est inférieur.

« Laissons-là ces vieilles idées d'échelle, et de haut et de bas. Le ciel est sous nos pieds autant que sur nos têtes. Jadis on méprisait l'estomac pour relever le cerveau. On a trouvé (1848) que le cerveau digère; sans lui, du moins, on ne fait pas le sucre qui seul permet de digérer.

« Que la science est venue à temps! La médecine, en présence du fléau du siècle. (l'universalité des maladies de la matrice), bégayait, tournoyait.... L'ovologie vint au secours.... C'est la profonde étude des fonctions qui doit ouvrir la voie pour comprendre les altérations...

« N'est-ce pas un spectacle à faire songer, que de voir autour de nous la femme, jeune et charmante, frappée dans l'amour même, condamnée au refus, aux fuites involontaires, ou (contraste odieux) donnant le plaisir dans les pleurs ?

« Désolante situation, qui, de bonne heure, assombrit le mariage, et bientôt le supprime; qui fait craindre la génération.

« On frémit d'engendrer quand on sait qu'aux épreuves de la maternité le mal s'aigrit, s'aggrave... La femme faible et délicate, ressent tout et profondément.

« Il n'y a pas à rire ici. Il faut une sérieuse attention...

« Ne demandons pas à l'ignorance du passé ce que l'on peut faire dans ce grand intérêt, si cher !

« Il ne sait et ne dira rien.

« C'est à la science moderne de répondre. »

Négligence.

Définition.
— Manque de soin, de précaution ou d'application.

Nombre.

Définition.

— Quantité indéterminée.

Nourrice.

Définition.

— Femme qui allaite.

Nourrir dans une juste mesure ;

Cesser de nourrir en cas de grossesse avérée ;
ne pas s'exposer à la conception pendant l'allaitement;

S'y exposer le moins possible quand on n'est
pas apte à nourrir,

O

Origine.

Définition.

Onanisme.

Ou *manus stuprum*. (Souillure de la main.)

Il échappe à notre examen, parce qu'il ne
constitue pas un abus dans l'*union* des sexes.
A titre d'*abus* des fonctions *sexuelles* seulement, je ne dirai qu'un seul mot critique.
Pourquoi la jouissance qui provient de cette

source est-elle malsaine, tandis que l'exercice normal de la fonction n'a pas ce défaut?

C'est que l'une creuse l'estomac et congestionne le cerveau ; tandis que l'autre n'atteint à ces graves défauts que par l'abus. Plus d'une mère de famille nous saurait gré, sans doute, d'en démontrer toute la gravité; mais ces faits ne sauraient rentrer dans le cadre de ce livre.

P

Passion.

Définition :

(Étymologie : *pati, patior*, je souffre.)

Dans l'usage et l'abus de l'union des sexes, le mot passion a trop d'importance, il revient trop souvent sous notre plume, pour que nous puissions nous dispenser de le définir et de l'analyser.

La passion est un entraînement *excessif* vers le bien ou vers le mal.

Elle est applicable aux idées matérielles et immatérielles. C'est une incitation de l'âme qui métamorphose nos désirs en besoins excessifs, et qui n'ont d'autre frein que leur propre satisfac tion. Encore, celles-ci ressemblent-elles au tonneau des Danaïdes, qui est un abîme sans fond.

En langage imagé et aphoristique, la passion, c'est l'excès du besoin, et la passion commence où le besoin finit. Elle commence avec l'exagération et finit avec la raison.

« Les besoins doivent être satisfaits, car ils « existent avec les moyens de pourvoir à leurs « services. Mais tout ce qui excède le besoin « doit être » (réputé passion, c'est-à-dire excès ou abus du besoin, et comme tel doit être) « retranché. »

Le mot passion est pris en mauvaise part, le plus souvent, en l'état de notre organisation sociale, où la philosophie a une tendance à tout envahir, à se placer au-dessus de tout, même au-dessus de Dieu.

Avec une organisation différente, il ne serait pas impossible de dire que toutes les passions sont bonnes. Car, en somme, Dieu n'a rien fait de mauvais.

Le besoin excessif de la vie est-il une mauvaise passion ?

Non, certainement, nous ne sommes pas nés méchants.

Nos passions mauvaises ne sont donc que le résultat des milieux plus ou moins viciés dans lesquels nous gravitons.

La première passion de l'homme, c'est le sentiment de la conservation ou le *besoin excessif* de la vie, besoin qui est poussé si loin qu'il va jusqu'au désir de l'immortalité.

La seconde passion, c'est le besoin extrême de reproduction.

Si ces passions ont été érigées en lois naturelles, c'est qu'elles sont bonnes.

Ces deux passions se contre-balancent. A un certain âge, la seconde l'emporte sur la première. Entre les deux, entre temps, c'est une question de vie et de mouvement. Plus tard, la conservation du sujet reprend son empire et sa prédominance.

Lorsque arrive l'indifférence de soi, l'homme est bien proche de la mort, qui n'est pour lui que la fin du temps, du mouvement et des passions.

Il ne faut pas confondre l'indifférence avec la résignation qui n'est autre qu'une passion réduite à l'impuissance.

Personne n'est tenté au-dessus de ses forces, on peut donc commander à ses passions.

Si l'on associe l'idée de passion avec toute autre, on aura presque toujours un abus pour résultante.

Exemple :

Associez les idées de passion et de travail,

les idées de passion et de plaisir, c'est-à-dire la passion avec les choses les plus excellentes, et vous aurez pour résultantes les deux éléments les plus destructeurs de l'homme ; deux abus qui le mènent à une fin prochaine.

Que faut-il en conclure?

Il en faut conclure qu'en l'état, la passion est plus près du mal que du bien; et comme, en résumé, c'est la situation inverse qui devrait normalement se produire, il en ressort la preuve que l'état actuel de notre organisation sociale est tout simplement vicieux.

> « Je le dis, sans blesser personne. »
> « Notre âge n'est pas l'âge d'or. »
>
> (BÉRANGER.)

Perte.

Définition.

— La perte, c'est la privation de l'avantage.
— de la semence. C'est un mal à tous les points de vue.............................. 59

Phthisie.

Signifie : Désorganisation.

Population.

Définition.

tout sont peu fondées les craintes de sa diminution, et combien, au contraire, on a tort
de ne pas se préoccuper de la reconstitution
des tempéraments et des vices des relations
conjugales. Cette vérité ressort, du reste, de
tous les points de ce travail, lorsqu'on le lit
avec attention.

Présentement, je dirai simplement ceci :
La science est bonne, sans doute, et l'on
ne saurait la blâmer de conserver à la vie tous
les êtres faibles. Mais il y a une lacune à signaler; elle est dans la science des conditions
de la procréation.

Au lieu de n'employer la science qu'à la
conservation des êtres débiles, qui ne subsis-
tent et ne résistent qu'à force d'art, aux éléments qui les suivent et au milieu dans lequel
ils ont été engendrés, employons-la à enseigner et à développer les bonnes méthodes
d'hygiène, qui puissent nous servir à la procréation d'êtres bien portants, bien *constitués*,
robustes et qui puissent se passer du médecin.

Alors nous serons dans le vrai. (Voir
page 203.)

Aujourd'hui, n'avons-nous pas lieu d'être
étonnés que cette science ait encore tant de
chemin à faire pour se généraliser, et que
personne ne nous pousse à nous en occuper,
sous le prétexte que la chose est difficile?

Est-elle donc si difficile pour le bétail ?

Chose étrange ! on pense au bétail, et l'on néglige l'humanité.

On fait des concours généraux d'agriculture, d'industrie, etc., et je ne le blâme pas ; mais on pense aux moyens de destruction, et l'on néglige les bonnes, les saines pratiques qui ont pour objet et pour but l'humanité entière !

Mais, s'il y a un but élevé à poursuivre, à atteindre, n'est-ce pas ce but-là ?

Or, à présent, nous en sommes loin. On procrée, pour ainsi dire, par fraude, par imprudence, et non d'une manière normale et régulière, et l'on s'étonne, en procédant ainsi, d'avoir de mauvais produits !

Le mot réussir signifie : éluder. Etre attrapée, veut dire : être enceinte.

Le mot précaution veut dire : éviction, dissémination de ce poison, qu'on appelle le sperme, ou graine de Satan ; et les règles manquent, lorsqu'on n'a pas été sage !

Est-il possible de commettre régulièrement de pareils abus de langage ?

Mais, c'est la métamorphose des définitions.

C'est l'aberration du point de vue.

En agriculture, on fait ce qu'on appelle : la semence.

C'est-à-dire, qu'on sème et qu'on soigne à part ce qu'il y a de plus beau, choisi dans le produit du domaine, afin de le consacrer au produit futur.

En économie jardinière, on choisit les porte-graines.

En zootechnie, on choisit les sujets de reproduction (1), on les apparie judicieusement. Lorsqu'on ne se sent pas assez fort en cette science, on consulte les gens les plus compétents ; on ne permet pas aux animaux le trop grand exercice sexuel ; on en règle avec soin le jeu et la dépense ; on nourrit les reproducteurs avec choix ; en un mot, on agit avec beaucoup de prudence, et l'on ne néglige aucune précaution pour être assuré d'avoir de beaux résultats.

C'est la sélection.

(Le choix des choix.)

Pour une simple couvée d'œufs, on prend mille précautions. Les ménagères ne l'ignorent pas.

Peut-on en dire autant de notre pauvre espèce?

Non.

Ces moyens-là sont bons pour l'avoine et

____

(1) Ce sont aussi des porte-graines.

la carotte, bons pour la jument, pour l'ânesse,
et pour obtenir des mules.

Mais pour la femme, fi !

Combien de fois arrive-t-il qu'on puisse dire
Ah ! quel bel enfant ! on voit bien qu'on ne
lui a pas épargné la façon.

Combien de gens entourent la femme enceinte de soins judicieux, lui choisissent sa
nourriture, lui donnent un supplément à propos, et tel qu'il le lui faut, lorsqu'elle nourit ?

Cela se fait pour la jument, pour la vache,
pour la brebis, cela se fait en pisciculture, etc.

Cela ne se fait pas pour la femme.

Pour la femme, allons donc, ah ! par exemple ! la femme, elle marchera bien comme elle
le pourra (1).

Nations, étonnez-vous qu'en procédant ainsi
vous ayez encore quelque chose de pas-
sable !

____

(1) Cependant chaque ménage a la prétention de faire sa
graine, puisqu'on se marie exprès pour cela.

On fait aujourd'hui des efforts en tout ; en anthropotechnie,
enembryogénésie, beaucoup moins qu'en toute autre chose.

On fabrique de la chair d'animal avec beaucoup de succès
pour la manger.

On cultive l'intelligence de la jeunesse et le suffrage universel
comme étant le summum de son *unification*. La chair humaine
sert au canon tant étranger que français, mais on se vante
d'être sages ! Pour se vanter, par exemple, on est fort.

La méthode de la réglementation des fonctions génératrices nous mènera sur une pente meilleure.

Et si la population augmente aujourd'hui avec une troupe d'individus débiles, conservés avec peine, dans le courant actuel; ne serait-il pas fort surprenant qu'elle ne progressât pas, et qu'elle restât stationnaire avec l'emploi de procédés supérieurs?

Il en est de la production de l'homme comme de toutes les productions possibles. Il ne s'agit que de s'y placer dans les conditions les plus favorables, et de mettre de côté les passions, et la passion du luxe en première ligne.

Là est toute la difficulté, la seule difficulté, c'est la passion. (1)

Mais dira-t-on? vous en parlez bien à votre aise, vous qui avez passé l'âge.

J'ai passé l'âge, il est vrai, et je n'ai été ni plus fin ni plus sage que mes voisins.

J'aurais pu l'être.

---

(1) Peut-on forcer la position? Peut-on forcer à bien faire, et empêcher de mal faire?

Assurément non. On peut, on doit enseigner, réglementer. (Voyez la liberté de l'homme et ses limites, p. 81.)

Est-ce une raison pour que je ne dise pas aujourd'hui ce qu'à la longue mon expérience m'a appris ; une raison pour que je n'étudie plus, et que je ne cherche pas à redresser, à rectifier les relations conjugales, si je le puis ?

Il me semble que je serais coupable de m'abstenir.

J'aurai du moins, à défaut d'autre mérite, l'honneur d'avoir entrepris cette tâche.

Et peut-être sera-t-elle plus facile qu'elle ne le paraît au premier abord.

J'ai mis à cet objet beaucoup de persévérance, et j'y ai beaucoup pensé, parce que la chose vaut la peine qu'on y pense beaucoup.

Aux esprits sérieux, élevés, le but capital de cette œuvre n'aura pas échappé.

Notre but final n'est pas, en effet, la préservation de quelques grossesses, ou la favorisation la plus générale de la conception.

Non. Pour nous, ces choses ne sont qu'accessoires ; ce sont nos moyens d'action, et nous sommes obligés de les mettre en œuvre pour atteindre à un but bien plus élevé :

La régénération et la plus-value de l'espèce.

La reconstitution des tempéraments.

La restauration des charpentes humaines.

Tels devraient être, sans doute, les titres véritables de cet ouvrage.

Ils eussent été par trop ambitieux.

Il nous a semblé que, pour vaincre, il fallait commencer par combattre, aussi notre idée mère est-elle simplement insérée dans les annexes de ce livre, à une place reculée, où personne, peut-être, ne viendra la chercher.

Prophylaxie.

Définition.

— Préservation.

Il vaut mieux prévenir que guérir.

Progrès.

Définition.

— Avancement, pris en bonne part.
— de la science qui sauvera l'humanité tout entière de la dégénérescence causée par les abus, l'action des virus et des fraudes dans l'union des sexes.................... 121

Il existe des esprits inquiets dont l'unique soin est de blâmer tout et quand même.

A ces personnes, on peut répondre comme Voltaire, de qui l'on blâmait un seul vers :

« Oui, vous avez raison, ce vers ne me convient pas plus qu'il ne vous convient à vous-même.

« J'ai bien voulu, j'ai bien essayé, je n'ai pas su trouver mieux. Essayez vous-même. »

La méthode de la réglementation des fonctions génératrices est dans ce cas.

Je ne doute pas qu'on puisse annoncer mieux que moi ce progrès ; mais je n'ai su mieux faire.... Essayez vous-même.

Il n'est personne qui n'ait fait ses petites remarques, et je ne demande pas mieux que de grossir mon bagage.

J'en serais très-heureux et très-orgueilleux. Aussi orgueilleux que feu Horace, de qui je vais citer, de mémoire, faute de mieux, un fragment de la 30ᵉ ode, dans laquelle il s'écriait, embouchant la trompette triomphale :

> Exegi monumentum ære perennius,
> Regali qui situ pyramidum altius;
> Quod nod imber edax, non aquilo impotens
> Possit diruere, aut innumerabilis
> Annorum series et fuga temporum.
> Non omnis moriar. . . . .

Le plus grand plaisir de l'initiateur est de se voir dépassé par l'initié.

Mais je me sens pris du désir de rendre à Boileau le nouvel hommage de ma mémoire :

> Mais aussi pardonnez si, plein d'un si beau zèle,
> De tous vos pas fameux admirateur fidèle,
> Quelquefois du bon or je sépare le faux,
> Et des auteurs grossiers j'attaque les défauts.
> Censeur un peu fâcheux, mais souvent nécessaire,
> Plus enclin à blâmer que savant à bien faire.

R

Rachitisme.

Définition. — Déformation du système osseux, et particulièrement de la colonne vertébrale.

— C'est un des effets des mariages consanguins. C'est une contre-indication de grossesse, je devrais dire de mariage, mais les gens qui en sont affectés sont très-vivement portés aux désirs et à la lascivité. Ils font partie du trio copulateur, ou tempérament lascif. 247

Réglementation.

. Sa définition.

Nous nous plaignons de la faiblesse de nos
organes, de la faiblesse de notre tempérament,
de la dégradation croissante de nos charpentes, sans réfléchir au mauvais emploi que
nous en faisons.

Nous comprenons que nos passions sont

mal dirigées, que nous échappons continuel-
lement à la nécessité relative de bien faire, et
que nous abusons sans cesse de notre liberté,
mais nous n'en continuons pas moins à marcher dans cette voie.

Chacun le sait, chacun le dit, mais personne n'en a cure.

Ces choses-là ont-elles besoin d'être ré-
glementées, ne doivent-elles pas s'arranger
d'elles-mêmes ?

Telles sont nos réflexions, ou mieux telle
est notre incurie.

Pour donner à nos organes l'impulsion,
l'activité, la vie ; pour parer à leur faiblesse,
à leur destruction ; pour ajouter à leur action,
à leur valeur, un élément étrange, invisible,
immatériel leur a été adjoint.

C'est l'esprit, c'est l'âme, peu importe le
nom.

Entre eux et la vie, un intermédiaire s'est
trouvé, pour servir à divulguer leurs rapports.

Ce sont les sens.

L'union de ces éléments est si étroite, si
intime, si complète qu'il est impossible de
chercher à les diviser, sans amener immédiatement une perturbation extrême, inexprima-
ble.

Impossible de les séparer, excepté par la

mort de l'un d'eux, c'est-à-dire par la décomposition de la matière.

De cette union incontestable, un fait certain découle :

C'est que la partie matérielle de nous est la moins importante, puisque, pour acquérir la force qui lui manque, elle emprunte à l'âme, à l'esprit, la totalité de ses pouvoirs.

Ainsi, tandis que nos sens, que notre vue, par exemple, ne peut aller au delà d'un horizon restreint, notre pensée traverse l'immensité, rien n'est capable d'arrêter son essor.

Partant de ce principe, il ne nous a pas déplu d'admettre l'existence de mondes que nous ne connaissons pas, parce que nous ne pouvons les apercevoir; d'individus également invisibles, puissants, ou faibles, ou surnaturels, c'est-à-dire au-dessus de la nature humaine, auxquels on a attribué le rôle occulte et le pouvoir consolateur de veiller sur nous, qui en avons si grand besoin, puisque de nous-mêmes, nous ne savons veiller à notre propre conservation.

Peut-être bien que ces idées ont pris naissance dans cet ordre de nécessités, et dans notre besoin de protection.

Dans tous les cas, elles n'en seraient pas moins heureuses, et dignes d'être admises au rang des réalités.

« Le vrai peut quelquefois n'être pas
« vraisemblable. »

Mais ces idées sont d'autant plus respectables, qu'elles remontent à la plus haute anti-
quité; que rien, jusqu'ici, n'a pu les détruire,
et qu'elles font cortége aux bases de toutes les
sociétés.

Ainsi, les êtres dont nous parlons ont été
admis par tous les peuples, sous des déno-
minations diverses ; soit celles de génies,
d'anges, d'esprits, etc., selon les lieux, les
temps, les religions, c'est-à-dire les liens qui
relient, resserrent et régissent les nations.

Mais, dira-t-on, de ce que cette possibilité
existe, il ne s'ensuit pas pour cela que le fait
soit une certitude, une évidence, et que par
suite, nous soyons forcés d'y croire.

Évidemment, la croyance ne s'impose pas,
elle s'inspire.

Elle ne s'est jamais imposée à aucun temps,
à plus forte raison au temps qui court. Du
reste, elle n'en a pas besoin, elle a trouvé
toujours assez d'adeptes pour faire chemin.

Il est vrai que lorsqu'on parle de ces choses, un sourire d'incrédulité, évidente contradiction, se dessine sur les visages et peut
se traduire par ces mots :

Je ne puis le croire, puisque je ne le vois
pas.

Il est également vrai que beaucoup de personnes y croient, et que, pour cela, elles ne
se sentent pas moins sages.

Et qui donc, direz-vous, sont ces gens-là,
qui peuvent y croire ?

Ce sont ceux qui en ont admis la possibilité ; ce sont aussi les simples, les ignorants,
et puis, ce sont les grands savants.... car les
deux extrèmes se touchent pour se faire
contre-poids.

L'incrédulité et le doute ne sont-ils pas le
triste apanage des grands et des heureux ?

Est-ce que le monde des fourmis et des
cirons se doute et confesse qu'il y ait, parmi
nous, un monde de poésies et d'harmonies ?

Le savent-ils ?

Et cependant l'harmonie les déborde aussi
à leur manière, à leur inçu ; et cependant, il
nous arrive quelquefois de leur manifester
notre présence d'une manière désagréable,
en écrasant, d'un pied maladroit ou ennemi
quelque fourmilière.

De la classe des heureux, l'incrédulité et le
doute sont passés dans la classe des demi-
savants, dans la classe moyenne, dans celle

qui, pour croire, pour acquérir la foi, a besoin
de s'élever, de s'élever encore, et surtout de
devenir modeste; celle qui croit tout connaître
et ne sait rien, que faire le mal ou à peu près,
toutes les fois qu'elle pourra échapper à une
sanction pénale.

Telle est la classe des demi-savants, telle
est aujourd'hui la classe des incrédules, telles
sont ses tendances, ce sont les plus dange-
reuses, les plus funestes.

Cette vérité, toute matérielle, puisque c'est
par là qu'il faut toucher, va ressortir ici bien
facile et bien claire.

En effet, qui de nous oserait confier sa santé
à un demi-médecin, ses intérêts à un demi-
notaire, ses constructions à un demi-archi-
tecte?

Agir ainsi, ne serait-ce pas mettre le
comble à l'imprudence, aller au-devant d'un
véritable danger?

Cependant, aujourd'hui, la classe dont je
parle est la plus nombreuse, la plus criarde,
la plus entreprenante, partant, c'est la plus
écoutée ou entendue ; c'est surtout la plus
orgueilleuse.

C'est elle qui nous gouverne.

A elle la prétention de parler très-haut, toujours, de toutes choses, à tort ou à raison, peu lui importe.

A elle la prérogative de décider toutes les questions.

Une belle prérogative, ma foi! si elle en justifiait l'à-propos.

Eh bien! vous qui avez ces droits superbes, savez-vous les choses de la nature qui paraissent les plus simples et les plus insignifiantes?

Ainsi, par exemple, comment un brin d'herbe croît de trois centimètres en vingt-quatre heures?

Comment une larve devient chenille, puis chrysalide?

Comment, après une incubation qui ressemble à la mort, elle déchire son enveloppe, s'échappe brillante de son tombeau, et s'en va, triomphante, en traversant les espaces, à la recherche d'un monde nouveau?

Connaissez-vous seulement la moindre chose de votre procréation?

Et vous, qui avez admis la possibilité des mondes invisibles, des êtres surnaturels! vous qui en avez ri après les avoir admis, savez-vous bien s'ils ne se révèleront pas un jour?

Non.

Ces questions-là ont le privilége de vous arrêter.

Vous avez cela de commun avec les simples, les ignorants et les grands savants qui vous ont fait sourire. Avec cette différence, que ces derniers ne tirent pas vanité de leur science, parceque la modestie est avec eux.

Et cependant, si ces êtres invisibles, que votre raison n'a pas repoussés, surgissaient tout à coup au milieu de nous ; s'ils devenaient une réalité perceptible, et se révélaient à nos yeux ; si seulement il surgissait, je ne dirai pas des anges, mais seulement une race d'hommes, pour ne rien dire de trop fort, une race d'individus à peu près semblable à la nôtre, mais douée d'une intelligence supérieure, d'organes plus parfaits, et possédant de plus que nous, seulement, un demi-sens, c'est bien peu, mais c'est assez...

Qu'arriverait-il de nous, dans ce cas-là ?

Telles sont les réflexions qui naissent du retard que la seule passion a jusqu'ici apporté à la réglementation de l'union des sexes dans l'espèce humaine seulement.

Évidemment, si un semblable phénomène se produisait, la race d'hommes actuelle cesserait tout à coup de tout régir.

Elle serait immédiatement dominée, déclassée, réglementée pour le plus grand profit de tous, le plus grand intérêt, la plus grande harmonie nouvelle. Nous viendrions prendre place immédiatement au-dessous de la race qui nous serait supérieure, et notre existence en serait modifiée profondément.

Il s'établirait entre nous et la race neuve une différence analogue à celle qui existait autrefois entre les noirs et les blancs, sinon, plus forte. La lutte s'engagerait, comme elle s'est établie déjà ; et nos passions, le seul obstacle à notre avancement, seraient immédiatement matées.

Première conséquence :
La chose essentielle, fondamentale, la procréation serait réglée, et il en résulterait pour nous, par voie de sélection, ce que nous avons vu et ce que nous voyons journellement pour les animaux, c'est-à-dire une amélioration considérable.

La nécessité de notre réglementation ressortirait claire, évidente à ses yeux.

Elle verrait nos abus, nos faiblesses ; elle verrait nos folies, nos passions, notre abaissement, notre abâtardissement comme nous avons vu le pêle-mêle des animaux. Elle verrait notre décadence, notre chute, et elle y mettrait un terme à l'instant

Elle empêcherait notre anéantissement,

elle nous arrêterait sur le bord de l'abîme.

Ai-je chargé ce tableau? et sommes-nous donc effectivement sur le bord d'un abîme?
Je ne le déciderai pas seul.

Je dirai simplement, en quittant le champ des suppositions qui n'a été que trop long, je dirai que nous nous affaiblissons chaque jour; que nos tempéraments, nos charpentes se dégradent de plus en plus ; parce que notre vie est un abus continuel de toutes nos fonctions, et surtout de la fonction sexuelle, qui nous domine pendant la plus belle période de notre existence.

Je dirai que plus cette dégradation et cet affaiblissement grandissent, et plus grandissent, avec eux, les tendances à la reproduction; que plus nombreuses et plus chétives sont, dans ce cas, les races qui en résultent.

Je dis, enfin, que l'abîme est au fond de tout cela.

Oui !

L'abîme est au bout d'une procréation insensée, qui ne donnera bientôt plus le jour qu'à des êtres infirmes et dégradés, dont tous les efforts de la science moderne seront impuissants à prévenir la chute ou à maintenir l'équilibre.

Mais...! qu'attendez-vous, pour vous réglementer?

Est-ce la science qui vous fait défaut?

L'avez vous interrogée?

Non.

La science ne vous fait pas défaut.

N'a-t-elle pas toujours suffi, accompagné
sinon dépassé le besoin des hommes?

N'est-ce pas à elle que vous devez la
moyenne plus élevée de votre existence?
Science incomplète, je le veux bien, procédés
incomplets, et manquant des derniers perfec-
tionnements; elle n'en était pas moins suffisante à vous enseigner la modération, et à
vous faire craindre les abus.

Elle tenait assez haut, pour cela, son flam-
beau.

Non. La science ne vous fait pas défaut,
mais la passion vous déborde.

Et vous réclamez, lorsqu'on vous prêche la
modération. On cesse alors de vous plaire.

La science ne vous fait pas défaut, c'est
son application.

Votre incurie vous est commode; et vous
attendez, stoïques, et vous attendrez tout

des efforts ou de la bienveillance de la nature. Et vous ne redoutez pas les erreurs de votre imagination !

L'inertie vous est chère, le pli d'une rose vous gênerait... Et... vous fermez les yeux... parce que c'est moins pénible que de les ouvrir....

Vous déplorez votre inertie, mesdames, et vous pleurez sur votre inaptitude, sur vos maris.... mais.... faites votre examen de conscience..... n'aimez-vous plus la nuit et la folie ?

Ces choses là ont-elles cessé de vous être sympathiques ?

Et chaque jour, et chaque nuit, ne voulez-vous plus un jour nouveau, une nuit nouvelle ?

Ah ! je vous comprends !....

Encore aujourd'hui, la folie.... N'est-ce pas ?.... Et vous serez sages... demain.

Eh bien... allez... Et que Dieu vous mène... jusque-là.... repentez-vous, et faites de votre liberté bon usage.

A demain... si vous êtes encore maîtresses de vous-mêmes !

Un jour au plus, bonhomme, attends encore.
L'œuf éclora sous un rayon des cieux.
Vingt ans, amis, j'ai cru le voir éclore !
Finissons-en, nous sommes assez vieux,

BÉRANGER.

Remise.

Sa définition.

Veut dire retard, par ordre.
— des grossesses.

Cette méthode, dont l'emploi doit toujours être précédé de l'avis de l'homme de l'art, est facile, raisonnée, inoffensive, bienfaisante.

Elle est salutaire, utile, nécessaire même ; car il est imprudent d'abandonner à lui-même un acte aussi important que celui de la reproduction, et de le livrer à des pratiques vicieuses.

Elle se pratique dans les cas de contre-indications temporaires...................... 21

Les cas de règlement de grossesse sont donc eux-mêmes réglés et déterminés.

Le médecin de la famille est le meilleur juge de chaque cas en particulier.

Rejet

Sa définition.

Pris au figuré :
Veut dire : perte à l'extérieur des organes féminins, de la matière séminale au dehors des vases naturels, ou son émission

in vase indebito, expose à des maladies nombreuses, graves et souvent mortelles.

C'est un des abus les plus fréqumment mis en œuvre, soit pour éviter, soit pour éluder la grossesse.

Il est excessivement pernicieux.......... 45

Sa fréquence tient en grande partie à sa facilité d'exécution, et à ce qu'il ne coûte rien... Il ne coûte rien !... Ses conséquences sont, au contraire, excessivement chères, car elles sont mauvaises.

C'est ce qui coûte le plus............... 59

Retour.

Pris au figuré :

C'est la rentrée en grâce avec soi-même.
Aux saintes pratiques, il ramène avec lui la santé des appareils générateurs d'abord, et par suite, celle de l'économie entière...... 99

Réveil.

Pris au figuré :

Renouveau ; excitation neuve.
— des sens et des organes génitaux pendant la convalescence des maladies aiguës....... 20

Rhumatisme.

Définition du rhumatisme.

Inflammation aiguë ou sub-aiguë des :
Musculaires, fibreux, synoviaux, avec douleur mobile, intermittente ou passagère, vague ou fixe, et accompagnée ou non de réaction plus ou moins prononcée du système circulatoire.

— Contre-indication de grossesse, donne lieu à la réglementation.

Cette affection se transmet facilement aux descendants............................ 22

Rôles.

Mot pris au figuré.

Action, jeu, service, emploi.
Le renversement des rôles.
L'acte vénérien est plus recherché pendant la grossesse que pendant l'état de vacuité.

C'est le renversement du bon sens........ 70

— du sperme comme lubréfiant est mille fois plus considérable que comme élément prolifique.

Je le dis sans rien exagérer............. 64

Sacrifice.

(Ce mot est pris au figuré).

Veut dire : perte.
— de la liqueur prolifique.

Santé.

Définition.

C'est le maintien, l'équilibre et la régula-
rité des fonctions vitales.

La santé des époux dépend de l'usage modéré, de l'harmonie des fonctions vitales, et
du maintien de leur équilibre.
Elle devient impossible pour l'épouse si le
sperme est entièrement perdu dans l'acte co-

Pour maintenir la santé dans les appareils
générateurs, il est nécessaire que l'acte soit
accompli le plus naturellement possible. Mais,

pour cela, il n'est pas nécessaire que la totalité des parties sexuelles de l'épouse soit baignée de liqueur, ni que la totalité de la masse spermatique y soit conservée. Une quantité quelconque, plus ou moins considérable, de matière séminale suffit à la santé. Il n'en faut pas plus pour calmer et lubréfier que pour engendrer.

Et pour engendrer, il en faut si peu... (1).

Personne, dira-t-on, ne nous enseigne ces choses-là. C'est un peu vrai, personne ne vulgarise, et c'est pour cela que, dans cet ouvrage, je me suis si souvent répété, et j'en demande pardon au lecteur. Mais, c'est que j'ai la conviction de lui être profondément utile   77

S

Science.

Définition.

---

(1) Le docteur Bergeret cite une de ses clientes qui prétend dans un langage imagé:

« Que la sueur d'un homme suffirait à la rendre grosse. »

En effet, il suffit d'une feuille bien placée pour attirer la séve à un fruit (*sic*).

Secret.

Sa définition.

Veut dire chose tenue cachée, ou connue de peu de personnes. Maladie secrète, c'est-à-dire qu'on tient à cacher.

Si le secret n'est pas indispensable, dans ce cas, il est du moins aussi utile que dans les relations conjugales.................. 267

Le secret, dans ce cas, n'est pas applicable à la maladie elle-même, dont l'essence est très-connue, mais à la personne qui en est atteinte.

La méthode de la réglementation sera publiée, et plus tard très-connue, mais son application doit rester le secret facultatif de la personne qui l'emploie dans les cas jugés nécessaires par son médecin.

Tel est le sens du mot Secret.

Sélection.

Définition (mot nouveau).

C'est le choix des choix.

Elle existe chez les animaux.

Est-il donc si difficile de l'appliquer à l'homme ?

Elle existe déjà jusqu'à un certain point. C'est simplement un des modes de réglementation de l'union des sexes, du mariage, et, par conséquent de la grossesse, sous un nom différent, et une forme détournée ou indirecte.

Les animaux seront-ils donc plus avancés que nous ?

Tel est l'*empire* des préjugés.

Autrefois on n'aurait pas mangé du cheval pour un *empire* !

Sevrage.

Définition.

Passage de la nourriture lactée à une autre plus substantielle.

Sexe.

Définition.

Organe qui préside à la reproduction de l'individu par copulation.

C'est un sens composé.

De l'enfant ou de l'embryon.

Sens.

Sperme.

Définition.

— Sécrétion des orchis.

Liqueur prolifique.

Il est destiné :

8° A prévenir, à soulager, à guérir les irritations génitales des organes de la femme, dans l'accomplissement de l'acte.

9° A diminuer ou à mitiger l'intensité du virus vénérien, par le maintien ou le retour aux saines pratiques.

10° A protéger ou à ménager la vie par le

Stérilité.

Solon se croit obligé d'écrire dans la loi que les maris sont tenus de se souvenir de leurs femmes une fois seulement par décade.

On renonça au mariage des sœurs. Les Romains n'épousèrent plus que leurs cousines.

MM. Trousseau et Mathieu prétendent que la stérilité des filles inscrites doit être attribuée au mercure.

Ces messieurs vont beaucoup trop loin, et c'est grand dommage.

Est-il bien prouvé d'abord que les filles inscrites soient stériles ?

Ne sont-elles, au contraire, que fatiguées, inertes ou inaptes, dans une certaine mesure ?

C'est notre avis.

La vérité de cette proposition se trouve dans ce fait : que l'inertie et l'inaptitude cessent, aussitôt que cesse la mauvaise conduite.

Lorsqu'une fille rentre en elle-même (et ce n'est pas aussi rare qu'on le croit), lorsqu'elle se conduit bien et qu'elle se marie, elle a des enfants comme une autre femme. Il est même à remarquer que, dans ce cas, leurs enfants sont ordinairement élevés dans de très-bons principes.

Ensuite, le mercure est bien loin de produire l'effet néfaste qu'on lui attribue.

Et si les auteurs dont nous parlons avaient mis en avant la proposition inverse, et soutenu que le mercure rendait aux organes génitaux leur énergie, détruite par la maladie et non par le remède, ils eussent été dans le vrai.

Ce n'est pas, en effet, le mercure qui rendrait stériles les femmes traitées par cet agent, qui est, pour ainsi dire, le spécifique de l'affection syphilitique, et qui leur est toujours administré avec beaucoup de mesure et de prudence.

Non, ce qui rend les filles, non pas stériles, mais inertes ou inaptes, c'est leur état, c'est la débauche, c'est la fatigue, c'est l'excès de la fonction sexuelle, l'irritation des organes qui, chez elles, ne connaissent guère le repos.

En un mot, c'est le métier ou la maladie.

Il faut donc rendre au mercure sa valeur.

On a fait de lui un épouvantail.

La vérité est que les spécialistes ne guérissent la syphilis qu'à l'aide des sels de mercure ou de potassium, etc., et que les remèdes réputés et vendus comme exempts de ces substances, sont précisément celles qui en renferment le plus.

Il ne faut pas plus s'effrayer du mot mer-

Les étrangers accusent les Français d'être superficiels, et de n'avoir que de la surface.

Ce reproche ne manque pas d'un certain fondement. Il touche à la grande question du luxe, à cette manie de mettre en lumière tout l'extérieur, tandis que l'intérieur est sombre, pour ne rien dire de plus.

On y marche à tâtons, et comme on peut.

Ce reproche touche Paris plus que la province.

En fait de maladie, lorsque la surface est malade, tout est malade.

Mais quand la surface est guérie, ou blanchie, tout n'est pas guéri pour cela.

Sympathie.

Définition.

— Influence réciproque que deux organes ont l'un sur l'autre.
— Étroite qui unit les organes qui président : les uns à la conservation, les autres à la propagation de l'individu et du genre.......45 46

L'influence réciproque des organes générateurs et de l'estomac est très-grande...... 44

Les mauvaises habitudes et l'abus ou

Quelques personnes ne manqueront pas de trouver la syphilis, sinon déplacée, dans ce livre, du moins inutile à introduire au point de vue de la préservation de la grossesse, c'est-à-dire de la première partie de ce travail.

Nous respectons toutes les opinions.

Voici notre réponse :

Le titre apparent de cet ouvrage est celui-ci :

L'AVENIR DU MARIAGE

ou

L'USAGE ET L'ABUS DANS L'UNION DES SEXES.

Quant à son but, qui devrait former son véritable titre, nous l'avons exposé à l'article de la *Population*.

Après avoir érigé en axiome un mot souvent répété : « On est souvent puni par où l'on a péché. » La syphilis nous est apparue comme la punition organique des abus dans l'union des sexes, aussi bien dans le ménage qu'ailleurs.

Permettez cette opinion à un ex-médecin de la salubrité publique.

D'un autre côté, du côté pratique, comment taire la coïncidence qui existe dans les moyens de préservation soit de la syphilis, soit de la grossesse ?

Cette coïncidence, au contraire, n'est-elle pas une chose très-avantageuse en elle-même, et qui, par conséquent, doit être divulguée ?

Ce qui garantit exactement de la grossesse, garantit aussi exactement du cancer du col, préserve de plusieurs maladies, au nombre desquelles se trouve la syphilis, dans une certaine mesure, et cette mesure est assez grande pour s'en montrer satisfait.

Pourquoi, dès lors, et dans quel but éviter de parler de la syphilis ?

N'est-il pas, au contraire, naturel, en combattant les abus dans l'union des sexes, de parler des maladies qui les affectent si souvent et si malheureusement ?

Or, tout ce qui exerce une action délétère sur la structure humaine est notre ennemi direct et capital.

Tous les vices, tous les virus sont, avec nous, en état de guerre ouverte.

C'est à ce titre que nous combattons la syphilis, que nous enseignons et pratiquons la mise en garde contre cette affection dont nous poursuivons la prophylaxie.

Il vaut mieux éviter le mal que de le guérir.

T

Tempérament.

Définition.

— Prédominance de la structure d'un ou de plusieurs organes chez un individu donné, ou résultat de cette prédominance.

— Le tempérament et les dispositions des parents ne doivent pas être perdus de vue, en hygiène conjugale ; car certaines maladies se transmettent facilement des ascendants à leurs produits.

C'est sur cette loi qu'est basée la sélection.   14

— Lascif ou copulateur. Voir le *Trio copulateur*..................................... 171

En médecine, le mot tempérament, n'a jamais été appliqué à la lubricité.

En langage imagé : Avoir du tempérament signifie :

Etre porté au plaisir de l'amour.

Personne, plus que les syphilitiques, les phthysiques et les bossus, n'ont ce défaut. Les rachitiques surtout, sont passés, sous ce rapport, en proverbe.

Pour être logique, le mot tempérament doit être appliqué aussi bien à la disposition lascive, qu'à la prédisposition aux congestions, ou à la prédominance d'un système quelconque.

Mais tous les mots peuvent être pris au figuré, et le mot tempérament tout comme un autre.

Ainsi l'on dit :

Il est craintif par tempérament.

Cet homme est colère irascible ; c'est son tempérament.

Tempérament est pris pour habitude. Je dors jusqu'à huit heures, sinon, j'ai mal à l'estomac, mon tempérament est comme cela.

Payez-vous de cette raison-là !

Tout ce qu'il est raisonnable d'accorder doit être accordé. On peut être nerveux, bilieux, lascif et craintif par tempérament ; mais aller au-delà, serait tomber dans les idiosycrasies ou les dispositions notables particulières, très respectables, du reste, et très-élastique.

L'élasticité est une des propriétés générales des corps.

Trio.

U

Usage.

Utérus ou matrice.

Organe de la gestation chez la femme. C'est le centre où se passe lavie intra-utérine.

L'utérus est à la vie, ce quela vie est à
l éternité. L'une est le prélude de l'autre.

La vie fœtale est le premier berceau et la
première attache de l'enfant.

Selon Michelet., Il ne faut pas que l'enfant vienne avant que son berceau ne soit convenablement préparé.

Beaucoup de femmes, et des plus distin-
guées arrivent trop faibles au mariage, trop
affinées de race, maladives de naissance ou
par suite de mauvais régime.

Celui qui reçoit dans sa maison une si
frêle fleur, voit trop souvent qu'elle n'est pas
capable des fatigues de l'enfantement.

Avant d'en avoir un enfant, il faut l'affermir
elle-même, et l'amener à être tout-à-fait
femme.

Cela veut dire qu'il n'est pas à désirer que
l'union soit trop tôt féconde, mais que préala-
blement la jeune femme, qui doit être elle-
même le berceau de l'enfant, se raffermisse
des émotions de sa situation nouvelle.

V

Vertu.

Définition.

Vie.

Définition.

Vices.

Définition.

FIN.

TABLE DES MATIÈRES.

PROPOSITIONS

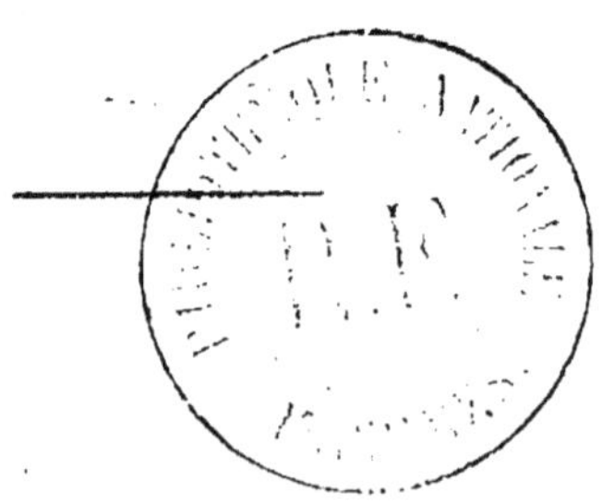

LES OBJETS DE PRATIQUE

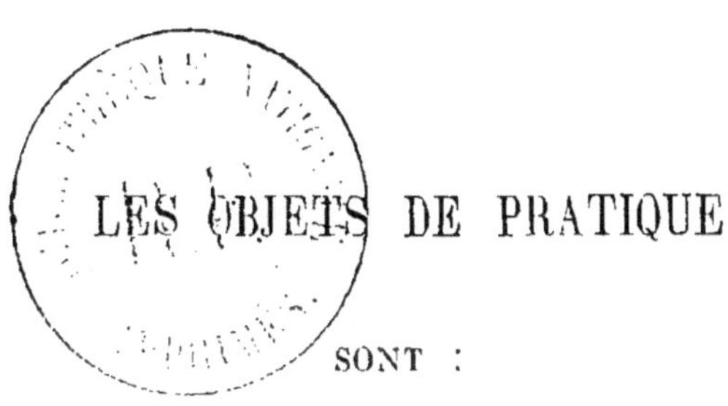

SONT :

1° Influence de la situation et de la position du corps sur : la conception, la grossesse et l'accouchement ; sur le repos, la santé et la maladie

2° Les appareils relatifs à l'isolement des surfaces, destinés à abréger considérablement la durée du traitement des maladies des deux sexes.

3° Détails sur le bain local de semence, ou la mise en lumière des services du liquide spermatique et la rectification des rapports conjugaux.

Tous ces objets, malgré leur importance, ne peuvent être publiés, à cause des développements qu'ils nécessitent et des détails minutieux dans lesquels le praticien est obligé d'autres.

Les appareils d'isolement nécessitent même des démonstrations.

Clichy. — Impr. P. Dupont et Cie, rue du Bac-d'Asnières, 12.